Selbstständig mit Yoga

Von Businessplan bis Steuererklärung

Thomas Meinhof

FÜR EINE NEUE GENERATION YOGALEHRENDE

Eine ganze Generation Yogalehrende hat dafür gekämpft, Yoga aus der Guru- und Esoterik-Ecke in den Alltag der Menschen zu bringen.

Jetzt ist es Zeit, daraus ein nachhaltiges Berufsmodell zu machen. Für alle, die Yoga lieben und davon leben, Yoga zu unterrichten.

STIMMEN ZUM BUCH

„Dieses Buch sollte wirklich jede:r Yogalehrende zu Hause haben."
— Patrick Broome, Yogalehrer und Autor

„Endlich mal ein Yogabuch, das die Szene noch brauchen kann!"
— Rebecca Randak, Gründerin & Chefredakteurin Fuck Lucky Go Happy

„‚Selbstständig mit Yoga' bietet sofort anwendbare Inhalte, die den Unterschied zwischen einer erfolgreichen Selbstständigkeit und dem Scheitern einer berufgewordenen Passion darstellen können. Nie zuvor hat ein Buch mit dem Wort Steuererklärung im Untertitel mich so erfreut!"
— Robert Ehrenbrand (Autor, Meditationslehrer, Wirtschaftspsychologe & Coach)

„Oft denkt man, Yogalehrer:in zu sein ist ein absoluter Traumjob: man macht nur Yoga, hängt ab mit coolen Leuten und alles drumherum ist auch fluffig. Aber auch als Yogalehrer:in wird einem leider die Steuererklärung nicht erspart, auch nicht das eigene Zeitmanagement, die Buchhaltung oder das Marketing. Wie man das alles meistern kann, ohne Burnout und Verzweiflung, erklärt Thomas in diesem Buch - wie immer, sehr lustig und 'on the point'. Super empfehlenswert für sowohl alte Hasen als auch angehende Yogalehrer:innen als „reality check"."
— Gabriela Bozic, Yogalehrer-Ausbilderin und Autorin

THOMAS MEINHOF

SELBST

— Von Businessplan

STÄNDIG

bis Steuererklärung —

MIT YOGA

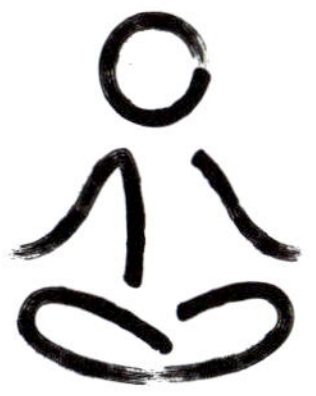

COPRESS

INHALT

VORWORT

Im Yogasutra nach Patanjali – quasi die Bibel der Yogis – findet sich keine einzige Rechenaufgabe. Kein Wort zu Umsatzsteuervoranmeldung oder Deckungsbeitragsrechnung. Ganz zu schweigen von Dingen wie Fixkostendegression oder Pflichtbeiträgen zur gesetzlichen Rentenversicherung. Okay, im Yogasutra findet sich auch keine Anleitung für den perfekten Kopfstand oder eine Erläuterung, warum der verdammte Bluetooth-Adapter am Soundsystem des Yogastudios immer dann nicht funktioniert, wenn du unterrichtest. Aber niemand ist perfekt, nicht mal der gute alte Yogi-Bro Patanjali.

Wenn du Yogalehrer:in bist, hast du dich vielleicht schon einmal durch Patanjalis Werk gelesen. Und obwohl du für dein Teacher Training vermutlich nicht gerade wenig bezahlt hast, wurde dort über Geld erstaunlich wenig gesprochen. Wahrscheinlich gibt es keine andere Berufsausbildung, aus der die Schüler:innen in Sachen Finanzen und Organisation so ratlos herauskommen, wie die der Yogalehrenden. Mathematik beschränkt sich im Allgemeinen auf fünf Atemzüge pro Asana und selbst die Frage, was Yogalehrende pro Stunde verdienen, wird in der Regel alles andere als transparent beantwortet.

Und das wundert eigentlich nicht: Die kostspieligen Ausbildungen werden ja von denselben Studios angeboten, die später die Arbeitskraft der Lehrer:innen so günstig wie möglich „einkaufen" möchten. Trotzdem (oder gerade deshalb): Wenn du langfristig als Yogalehrer:in Geld verdienen willst, führt an den Grundlagen der BWL kein Weg vorbei.

Dieses Buch ist speziell für diejenigen, die keine Lust haben, sich tief mit Zahlen auseinander zu setzen. Die lieber Yoga unterrichten als Tabellen und Formulare zu befüllen. Die ihren Job eigentlich lieben, aber gerne auf den Papierkram verzichten würden. Dieses Buch beantwortet die wichtigsten Fragen zur Selbstständigkeit als Yogalehrer:in (natürlich eignet es sich auch für alle, die sich als Personal Trainer, Pilateslehrer:in oder Fitness Coach selbstständig machen möchten!). Es wird vielleicht keinen Spaß machen, die Buchhaltung zu pflegen. Aber sie wird hinterher zumindest stimmen. Das Einzige, was garantiert ein Mysterium bleiben wird, ist die Sache mit dem Bluetooth-Adapter...

WICHTIG
UNBEDINGT LESEN!

ES BEGINNT KLASSISCH: MIT EINEM MISSVERSTÄNDNIS

Egal, ob du bereits seit vielen Jahren Yogaklassen gibst, oder deine Ausbildung noch vor dir hast:

Yoga unterrichten ist KEIN Hobby. Für niemanden.

Briefmarkensammeln ist ein Hobby. Häkeln auch. Manche Menschen hängen als Hobby sogar am Flughafen ab und beobachten startende und landende Flieger. Und klar, Yoga auszuüben ist auch ein tolles Hobby. Aber es ist essenziell, dass du eine unumstößliche Wahrheit irgendwo in den Tiefen deines Geistes manifestierst – am besten irgendwo zwischen deinem Lieblingsmantra und der Tatsache, dass du atmen musst, um zu überleben. Am besten sprichst du es sogar mindestens einmal am Tag laut aus, damit du es nie vergisst, denn: Als Yogalehrer:in bist du Teil einer Multimillionen-Euro-Industrie. Und genau so solltest du dich auch verhalten:

DU BIST EIN GLOBALER PLAYER.
Okay, du hast es verstanden. Yogalehrer:in ist ein Beruf wie jeder andere. Allerdings gibt es drei wesentliche Punkte, in denen sich der Job dann doch von anderen unterscheidet:

1. DU DARFST DAS GANZE JAHR LANG BARFUSS UND IN DER JOGGINGHOSE ARBEITEN

Das ist fantastisch – so bequem haben es die wenigsten Berufstätigen. Vielleicht einer der Hauptgründe, überhaupt eine Yogaausbildung zu machen.

2. DU LIEBST DEINEN JOB

Und zwar nicht nur des legeren Dresscodes wegen. Niemand wird Yogalehrer:in, weil ihr/ihm nach der Schule nichts Besseres einfällt oder weil sie/er möglichst viel verdienen will. Yogalehrende sind Überzeugungstäter und genau das macht sie anfällig dafür, auch bei schlechter bis gar keiner Bezahlung einen hervorragenden Job zu machen.

3. DU BIST NICHT FEST ANGESTELLT

Zumindest höchstwahrscheinlich nicht in deinem Yoga-Job. Die meisten Leute unterrichten Yoga neben einem anderen Beruf, mit dem sie den Großteil ihres Einkommens erzielen. Im Yoga-Business ist es üblich, dass man „selbstständig“ ist (später mehr dazu) und für seine Arbeit Rechnungen schreibt. Und sich um die Steuer kümmert. Und die Versicherungen. Und die Rente. Und überhaupt um alles andere. Und das auch noch selbst.

WILLKOMMEN IN DER HÖLLE.

Weil der ganze Verwaltungskram mit relativ viel Aufwand verbunden und auch ein bisschen langweilig ist, hältst du wahrscheinlich dieses Buch in deinen Händen. Gratulation, es wird dich hoffentlich dabei unterstützen. Doch bevor du auch nur eine Minute weiter liest, solltest du das Buch zur Seite legen, dich in deine favorisierte Meditationshaltung begeben und eine „Shut Up And Give Me Money“-Meditation einlegen.

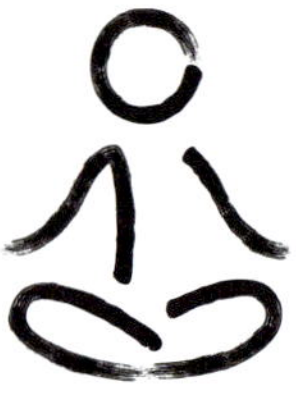

KARMA-CONTENT:

Die „Shut Up And Give Me Money"-Meditation

Lass deinen Atem zur Ruhe kommen und sprich in Gedanken die folgenden Sätze:

- Ich liebe es, Yogalehrer:in zu sein.
- Ich helfe anderen, indem ich mein Yogawissen mit ihnen teile.
- Ich helfe ihnen, ihr Leben zu verbessern.
- Dafür arbeite ich jeden Tag und das macht mich wertvoll.
- Wertvoll für die Schüler:innen, die meine Klassen besuchen.
- Wertvoll für mich selbst, weil ich mich selbst verwirkliche und meinen eigenen Weg gehe.
- Und wertvoll für die Studios, die mit meiner Arbeit Geld verdienen und ohne mich ziemlich alleine dastehen würden.
- Aber alles hat seinen Preis. Auch ich.
- Ich verdiene eine faire Entlohnung für meine Arbeit.
- Eine wohlwollende, erfolgsabhängige Entlohnung.
- Eine Entlohnung, die so pünktlich auf meinem Konto eingeht, wie ich meine Klassen beginne.
- Eine Entlohnung, die mir ein Leben als Yogalehrer:in ermöglicht – auch als mein Fulltime-Job.

Und bevor ich meine Ansprüche an diese Entlohnung heruntersetze, mache ich mir drei Dinge klar:

1. Kann das Studio mir nicht mehr bezahlen oder will es einfach nicht?
2. Bekommen die anderen Yogalehrenden dieselbe Bezahlung?
3. Wäre ich selbst als Studio-Boss bereit, auf Geld zu verzichten, um die Yogalehrenden besser zu bezahlen?

Lass diese drei entscheidenden Fragen in dir reifen und wiederhole die Meditation gerne einige Male.

DER ACHTGLIEDRIGE PFAD
DES YOGA-BUSINESS

WIR MÜSSEN ÜBER GELD SPRECHEN

Auch im Yoga, wo hauptsächlich mit Luft und Liebe gehandelt wird, gilt: Geld ist nichts Böses, im Gegenteil. Es ermöglicht uns wunderbare Dinge, wie zum Beispiel eine ordentliche Schulbildung für unsere Kinder, ein paar Tage am Meer oder auch den Besuch einer Yogaklasse. Nicht mal in den alten Schriften findet sich etwas Abfälliges hinsichtlich des Materiellen. Selbst Osho konnte nicht „Nein" zu einem neuen Rolls Royce in der Garage sagen. Yoga und Geld sind für Yoga-Profis untrennbar miteinander verbunden. Darum solltest du dich als Yogalehrer:in auch darum kümmern, dass es in deine Richtung fließt. Denn weder Prana noch Karma werden am Ende deine Miete bezahlen.

Woran die alten Meister nicht dachten: Wir leben in einer Welt des perfektionierten Kapitalismus. Und in dieser Welt regieren nicht Gurus mit langen Bärten, sondern Gelehrte in Sachen BWL. Wenn du als Yogalehrende:r in dieser Welt überleben willst, musst du einen Zugang zum System finden. Und dein Weg dafür ist:

DER ACHTGLIEDRIGE PFAD DES YOGA-BUSINESS

Möge Patanjali diesen Frevel entschuldigen. Aber selbst wenn du alles über Yoga gelernt hast, kann es dir immense Schwierigkeiten bereiten, eine Rechnung so zu schreiben, dass das heilige Finanzamt sie dir nicht um die Ohren schlägt. Also folge (angelehnt an das Yogasutra) dem Pfad – auch wenn es dich noch so viele Mühen kostet – bis ~~zur Erleuchtung~~ zum positiven Kontostand.

1. PLANUNG & ORGANISATION

Mag sein, dass du das Universum gerne walten lässt. Aber dein Leben wird wesentlich lebenswerter, wenn du nicht jede Woche viele Stunden mit einem Chaos aus Belegen und Formularen verbringst. Also lerne, dich und dein Business zu organisieren, indem du systematisch Ordnung hältst und deine Arbeitszeit strukturierst.

2. BUCHHALTUNG

Stelle dich deinen Dämonen. Buchhaltung ist eigentlich ein relativ yogisches Konzept der Bipolarität: Alles, was in den Büchern steht, muss am Ende auch in der Kasse liegen. Yin und Yang mit einem Eurozeichen dran.

3. KOSTENRECHNUNG

Was kostet wieviel und warum bekommen Yogalehrende dafür nur so wenig? Die Kostenrechnung ist einschläfernder als Yoga Nidra, aber aufschlussreicher als eine Runde Nacktyoga.

4. STEUERN

Steuern zahlen ist ein Dienst an der Allgemeinheit, also streng genommen so etwas wie „Seva". Und dieser Dienst ist leider nicht ganz freiwillig. Du solltest aber wenigstens wissen, welche Steuern du wofür bezahlst und vor allem, wann sie fällig sind.

5. MARKETING

Es genügt nicht, gut zu sein. Ein paar Leute müssen auch davon erfahren. Deshalb solltest du lernen, wie du sinnvoll und möglichst effektiv Eigenwerbung betreibst.

6. RECHT

Es gibt nicht viele rechtliche Fallen, in die du als Yogalehrer:in tappen kannst – aber die, die es gibt, haben es teilweise in sich. So better watch out and be prepared!

7. VERSICHERUNGEN & RENTE

Was ist langweiliger als Steuern? Richtig: Versicherungen. Dennoch sind sie Teil deines Berufsalltags, wenn du Yoga unterrichtest.

8. FINANZEN

Hoffentlich ein Thema, das für dich mit Freude behaftet ist: Gesunde Finanzen sind die Basis für eine lange Karriere im Yogageschäft. Und damit zumindest eines der Ziele deiner Arbeit.

TEIL 1

PLANUNG & ORGANISATION

TYPISCHE ANFÄNGERFEHLER

DAS KAPITEL IN DREI SÄTZEN

- Als Yogipreneur:in bist du weitgehend auf dich allein gestellt.
- Was du nicht selbst machst, macht auch niemand anders für dich.
- Es gibt ein paar typische Anfängerfehler, die du dir am Anfang deiner Karriere sparen kannst.

ACHTUNG, DAS IST KEINE ÜBUNG

Erinnerst du dich an die erste Yogaklasse, die du besucht hast? Vielleicht hat dein:e Lehrer:in dich in einer Anfängerstunde mit behutsamen Worten abgeholt und in einem charismatischen Monolog sanft auf das vorbereitet, was nicht weniger als dein ganzes Leben verändern sollte. Dein Gefühl dabei: „Zwei-Zentimeter-über-der-Matte-schweb", next Stop: Erleuchtung! Oder dein:e Yogalehrer:in hat dich – ohne großes Vorspiel – durch eine Endlosschleife aus Chaturangas und Planks gejagt. Vielleicht ein bisschen unromantisch, aber auch ein bisschen 50 Shades of Muskelkater. Egal, wie dein erstes Mal war: Du wusstest immer, was zu tun ist, weil es dir gesagt wurde.

Aber wenn du dein Teacher Training irgendwann hinter dir hast und selbst unterrichtest, weißt du: Es gibt jetzt keinen freundlichen Guru-Typen oder eine muskelbepackte Yogadomina mehr, die dir mit sonorer Stimme die Welt erklären. Ab jetzt zählt's und du musst mehr oder weniger allein schauen, wie du durchkommst. Sowohl durch dein Stundenkonzept im Unterricht als auch durch deine Buchhaltung und den ganzen anderen Mist. Der Realität im Lotussitz entschweben? Unbedingt. Aber zuerst kommt die Umsatzsteuervoranmeldung (spätestens hier zeigt sich übrigens dein wahrer Hang zu Sadomaso-Spielchen). Aber es gibt keinen Grund, jetzt durchzudrehen.

ANFÄNGERTIPPS FÜR FORTGESCHRITTENE

Aus Fehlern lernt man. Am besten aus den Fehlern anderer. Basierend auf den klassischen Fauxpas neuer, aber auch bereits erfahrener Yogalehrer:innen findest du hier einige Tipps für einen erfolgreichen Start ins Yoga-Business. Besonders, wenn du dein Yoga Teacher Training noch vor dir hast, kannst du damit von Anfang an vieles richtig machen:

1. VERSCHAFFE DIR EINEN VORSPRUNG.

Wenn du ganz am Anfang deiner Karriere als Yogalehrer:in stehst, kannst du einige Dinge schon vorab erledigen und musst dich nicht damit rumärgern, wenn du eigentlich keine Zeit (Lust?) darauf hast:

- Informiere das zuständige Finanzamt über die Aufnahme deiner freiberuflichen Tätigkeit.
- Eröffne ein Bankkonto (siehe Kapitel „Geschäftskonto“, S. 152).
- Schreib deinen Business- und Finanzplan (siehe Kapitel „Businessplan“, S. 20 und „Finanzplan“, S. 150).
- Entscheide dich für eine Buchhaltungssoftware und/oder eine/n Steuerberater:in (siehe Kapitel „Steuerberater:in“, S. 87).
- Bewirb dich in Yoga- und Fitnessstudios.

All diese Dinge brauchen nach ihrer Beantragung etwas Zeit. Und Zeit ist ab sofort Geld. Willkommen im Yoga-Business.

2. DIE BEWERBUNGSPHASE LÄUFT.

Es gibt zwei wesentliche Möglichkeiten, dich und deine Dienste bei Yogastudios anzubieten: Du kannst deinen perfekten Yogi-Lebenslauf zusammen mit allen verfügbaren Zeugnissen per E-Mail an alle Studios in deinem Umkreis senden und in einer Sammel-Mail nach einer Woche nachfragen, ob was geht. Oder du besuchst verschiedene Yogaschulen persönlich. Dort, wo es dir gefällt, suchst du das Gespräch mit der Studioleitung und ganz nebenbei erwähnst du, dass du bald (oder bereits) selbst unterrichtest. Vielleicht bietest du gleich an, probeweise zu unterrichten und/oder Hands-On-Assists zu geben.

Rhetorische Frage: Was denkst du, funktioniert besser?

3. VERKAUFE DICH NICHT UNTER WERT.

Auch wenn es legitim ist, als Anfänger:in mal kostenlos in einem Studio zu assistieren (siehe oben): Gewöhne dich nicht daran. Deine Arbeit (das ist Yoga jetzt nämlich für dich) hat einen Wert und der sollte dir auch bezahlt werden. Viele Studios nutzen die Tatsache, dass du noch am Anfang stehst, gerne aus und bieten dir einen verringerten Stundensatz, „weil du ja so viel beim Unterrichten lernen kannst." Genau so funktionieren übrigens auch Werbeagenturen, TV-Sender und das Musikgeschäft. Aber nicht mit dir. Du bist jetzt ein knallharter Yoga-Profi und solltest auch als solcher behandelt werden. Die Praxis zeigt: Es ist viel schwieriger, nachträglich an eine „Gehaltserhöhung" zu kommen, als du denkst. Übrigens nicht nur im Yogageschäft.

4. LEGE GELD FÜR SCHLECHTE ZEITEN ZURÜCK.

Es ist verlockend: Als Yogalehrer:in kannst du fast alles von der Steuer absetzen. Die schicken neuen Yogaklamotten, die Reise zur „Weiterbildung" nach Goa und natürlich das hippe Elektro-Lastenrad, das du immerhin mit deiner Internetadresse schmückst und so zum Werbeträger machst. Und wer zahlt alles? Das Finanzamt. Nun ja, nicht ganz, denn den Kaufpreis für die schönen Dinge bezahlst erstmal du. Und es kommt noch schlimmer: Am Ende des Jahres will das Finanzamt auf einmal Geld von dir, zum Beispiel die Einkommensteuer. Und im Sommer (Yogalehrer:innen hassen den Sommer dafür ein kleines bisschen) geht dein Konto noch härter an den Dispo, weil viele Yogis lieber ins Freibad als auf die Matte gehen. Darum, und aus vielen anderen Gründen, solltest du jeden Monat etwas Geld zur Seite legen und am Anfang mit den Ausgaben lieber vorsichtig sein. Denn egal, wie gut es gerade läuft: Es gibt immer mal wieder Zeiten, in denen es nur so mittel läuft, und dann brauchst du deine Reserven.

5. SCHREIBE GENAU AUF, WAS DU TUST.

Zeit und Raum sind relativ. Und genauso verhält es sich mit dem Gedächtnis. Du magst dir zwar die Sanskrit-Bezeichnungen von 170 Yogahaltungen merken können, aber weißt du noch, wie viele Tage du letztes Jahr gearbeitet hast? Wahrscheinlich eher nicht. Also dokumentiere am besten deine Yogastunden, deine „Urlaubstage", Krankentage und so weiter in deinem Kalender. So kannst du glaubhafte Auskünfte geben, wenn das Finanzamt es mal wieder genauer wissen will.

6. HALTE (DAUERHAFT!) ORDNUNG. WIRKLICH!

Genau wie deinen Kalender solltest du deine Finanzen im Griff haben – mit einer ordentlichen Buchhaltung. Sammle deine Belege für Ausgaben und Einnahmen und erfasse sie regelmäßig (zum Beispiel an jedem ersten Freitag im Monat) in deinem Buchhaltungssystem/-programm/-menschen. Die Erfahrung zeigt: Wenn du zu lange damit wartest, wirkt der Stapel mit Quittungen immer bedrohlicher. Und er ist es auch: allein das Eingeben von 20 Belegen kann einem echt den Tag versauen.

PROFI-TIPP

Auf dein Yoga Teacher Training kannst du dich körperlich vorbereiten: Durch viel Yogapraxis und – ganz banal – auf dem Boden sitzen. Du wirst im Teacher Training viel Yoga praktizieren und stundenlang im Schneidersitz verweilen und zuhören. Das vorher zu üben, hört sich banal an – macht in der Praxis aber wirklich Sinn.

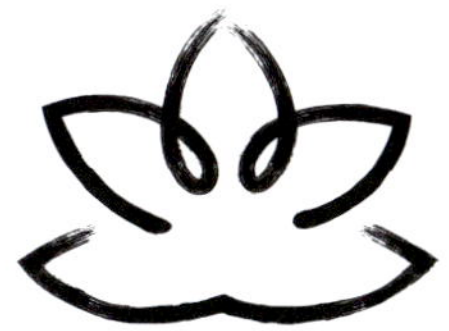

DER BUSINESSPLAN
KEIN BUCH MIT SIEBEN SIEGELN

DAS KAPITEL IN DREI SÄTZEN

- Du kannst sehr viel Zeit mit deinem Businessplan verbringen. Oder sehr wenig.
- Das Yoga-Business hat relativ feste Rahmenbedingungen, die nicht zuletzt von den Studios abhängen, in denen du unterrichtest.
- Du solltest mindestens ein knappes Konzept davon haben, was du als Yogalehrer:in planst.

KEIN BUSINESS OHNE PLAN

Die Meinungen zu Businessplänen gehen auseinander: Die einen feilen noch Jahre nach der Unternehmensgründung rückwirkend an ihrem Konzept. Die anderen „machen einfach ihr Ding" und kommen dabei erstaunlich gut zurecht. Vorneweg: Alle Wege haben ihre Berechtigung. Wenn du der Typ bist, der alles genauestens durchplanen muss, bevor er es angeht: Schreibe den detailliertesten, durchdachtesten, zu Ende formuliertesten Businessplan aller Zeiten! Die Mutter aller Businesspläne. Das Yoga Fucking Sutra der Betriebswirtschaftslehre! Wenn du hingegen eher ein spontaner Mensch bist und auf eine Mischung aus Gottvertrauen und Schicksalskraft setzt, kannst du gerne auch diese kostenlose Vorlage als Businessplan verwenden:

1. Yoga Teacher Training
2. Yoga unterrichten
3. Rechnungen schreiben

Wenn dir das zu wenig ist, beziehungsweise du deine Selbstständigkeit etwas ernsthafter angehen willst, solltest du auf alle Fälle wissen: Du gründest ein Business, das es so schon tausendfach gibt. Das Meiste wirst du weder beeinflussen noch neu erfinden können. Dennoch gibt es einige wenige Punkte, die tatsächlich entscheidend sind für deinen geschäftlichen Erfolg. Der ultimative 10-Minuten-Yogi-Businessplan zeigt dir, welche das sind.

KARMA-CONTENT

Der ultimative 10-Minuten-Yogi-Businessplan

inkl. Ausfüll-Vorschlägen

1. ZUSAMMENFASSUNG

Ich möchte Yogaklassen und -workshops unterrichten und anderen Menschen ermöglichen, einen sanften Weg der gesunden Transformation zu gehen.

2. MARKT- UND WETTBEWERBSANALYSE

In meiner Stadt gibt es keinen Mangel an guten Yogalehrer:innen. Allerdings gibt es fast keine Yogalehrenden, die folgende Zusatzqualifikation mitbringen:

Deine ultimative Superkraft hier einfügen, z.B. Sportart, Sprache, Beruf

Dazu kommt, dass jedes Jahr mehr Yogastudios eröffnen als schließen, der Bedarf an Lehrpersonal steigt dadurch.

3. CHANCEN UND RISIKEN

Chance: Ich glaube, dass ich anders/besser bin als andere (ich weiß, schwierig fürs Yogi-Herz). Insbesondere, weil ich über folgende Qualifikation(en) verfüge:

Deine ultimative Superkraft von oben hier nochmals einfügen

Risiko: Es kann unter Umständen sein, dass die tatsächliche Nachfrage nach meiner Kombination von Qualifikationen nicht ganz so hoch ist, wie ich mir das wünsche.

KARMA-CONTENT

4. ZIELGRUPPEN

Außer „normalen“ Yogis kann ich aufgrund meiner speziellen Qualifikation auch diese Zielgruppe unterrichten:

Schüler:innen einfügen, die du nur aufgrund deiner ultimativen Superkraft erreichst

5. VERTRIEBSWEGE

Stellen und Yogastudios finde ich über:

- persönliche Bewerbungen vor Ort
- Kontakte über mein Teacher Training

Teilnehmer:innen für meine Yogakurse generiere ich über:

- meine Website
- Facebook
- Instagram
- Flyer und
- Mundpropaganda

Bei der Erstellung der Werbematerialien unterstützt mich:

Hier coole/n Freund:in einfügen, der/die dir für kleines Geld dein Logo etc. gestaltet

6. FINANZPLAN

Siehe Kapitel „Finanzplan“, S. 150

Und das war es eigentlich auch schon. Wie du sehen kannst, ist es am wichtigsten, dass du irgendwie anders bist als die anderen. Mehr dazu erfährst du im Kapitel „Marketing“, S. 91.

FORMULARE & BEHÖRDENGÄNGE

PAPIERKRIEG ZU ENDE GEDACHT

DAS KAPITEL IN DREI SÄTZEN

- Bevor du offiziell selbstständig bist, musst du noch ein paar wirklich unangenehme Formulare ausfüllen.
- Die meisten Antworten sind bei allen Yogalehrer:innen identisch – du kannst sie also direkt aus einer Vorlage übernehmen.
- Eine gute Sache ist eineRegistrierung zur elektronischen Kommunikation mit dem Finanzamt (ELSTER in Deutschland, FinanzOnline in Österreich oder, abhängig vom Kanton, eTax in der Schweiz)

HÄTTE ICH DAS MAL VORHER GEWUSST...

Du hast die „Krähe" gemeistert (einhändig!). Du hast die Namen von 108 Yogahaltungen auf Sanskrit gelernt. Du hast dich vor 20 wildfremde Menschen gestellt und in der Abschiedsvorstellung deines Teacher Trainings ein verdammtes Lied gesungen. Aber jetzt kommt der schwierigste Teil. Eine der vielleicht letzten Herausforderungen unserer Zeit, eine Prüfung, beinahe so hart wie das Leben selbst. Es ist der unheilige Dreiklang, der Fluch derer, die in ihrem Leben nach einem höheren Ziel suchen: Das Ausfüllen des Fragebogens zur steuerlichen Erfassung und gegebenenfalls die Antragstellung für die Umsatzsteuer-Identnummer. Und wenn du schon dabei bist, solltest du gleich den Antrag auf Feststellung des sozialversicherungsrechtlichen Status erledigen. Bääm! Was bringt dir deine Krähe jetzt?

Dieser unendliche Schrecken aus Formularfeldern ist die letzte Prüfung, bevor dein Leben als Yogalehrende:r beginnen kann. Und damit diese Hürde für dich möglichst niedrig liegt, kannst du den Inhalt für die notwendigen Formulare weitestgehend hier nachschlagen. Wichtig: Bitte verwende die Formulare deiner zuständigen Behörden (im Web suchen und als PDF herunterladen) und setze natürlich deine eigenen Angaben (Name, Adresse etc) ein.

1. FRAGEBOGEN ZUR STEUERLICHEN ERFASSUNG

In Deutschland wurde dieses wunderschöne Papierformular ab 2021 quasi abgeschafft und ersetzt durch das super-hippe ELSTER-Portal. Zur Nutzung des Portals und damit der Anmeldung beim Finanzamt benötigst du ein sogenanntes Software-Zertifikat (das ist eine freakig-nerdige Spezialdatei, die du auf deinem Rechner speicherst). Für die Anmeldung zu ELSTER (Elektronische Steuererklärung) brauchst du außerdem etwas Zeit (wie für eigentlich alles, was mit dem Finanzamt zu tun hat). Hast du den ersten Schritt der Online-Registrierung durchgeführt, erhältst du anschließend ein Schreiben mit der Post, um die Registrierung abzuschließen. Das Gute: Das so gewonnene Zertifikat lässt sich danach auch zum Versand von Steuervoranmeldungen und -erklärungen etc. nutzen. Praktisch, oder?

Inhaltlich geht es im Fragebogen hauptsächlich um deine Basisdaten:

- Name
- Adresse
- Ggf. Familienstand und Ehepartner:in
- Steuer-Identifikationsummer
- Art der Tätigkeit (= Yogaunterricht)
- Gründungsart (= Neugründung) und -datum
- Deine voraussichtlichen Einkünfte (im Zweifelsfall lieber eher niedrig schätzen)
- Die Art der Gewinnermittlung (= Einnahmenüberschussrechnung).
- Dein Wirtschaftsjahr (weicht normalerweise nicht vom Kalenderjahr ab; wenn doch, wüsstest du es).
- Anwendung der Kleinunternehmer-Regelung (das kannst du höchstwahrscheinlich machen, es spart dir Stress; mehr dazu im Kapitel „Umsatzsteuer“, S. 71)

In den allermeisten Fällen kannst du alle anderen Fragen mit „Nein“ beantworten oder ignorieren. Im Zweifelsfall solltest du natürlich deine:n Steuerberater:in fragen. Aber auch, wenn du versehentlich etwas vergisst oder offensichtlich falsch ausfüllst, ist es nicht schlimm: Das Finanzamt meldet sich dann bei dir und du hast die Möglichkeit, deinen Fehler zu korrigieren.

2. ANTRAGSTELLUNG FÜR DIE UMSATZSTEUER-IDENTNUMMER

Es kann sein, dass du diese Nummer nie brauchst. Und zwar dann, wenn du keine Geschäfte mit Menschen im Ausland machst. Denn die Umsatzsteuer-Identnummer (wieder so ein schönes deutsches Wort) ist eine Art internationale Steuernummer, die dich als Unternehmen identifiziert. Kurz gesagt lässt sich mit der Erstattung der Umsatzsteuer bei internationalen Geschäften relativ einfach lukrativer Betrug begehen. Und diese eindeutige Nummer soll dabei helfen, diesen Betrug zu vermeiden oder wenigstens hinterher aufzuklären. Aber wie gesagt: Eigentlich brauchst du die USt.-Id.Nr. (sogar die Abkürzung ist uncool) nur, wenn du nach der Yoga-Weltherrschaft greifst oder mal ein Retreat auf Malle anbietest.

3. ANTRAG AUF FESTSTELLUNG DES SOZIALVERSICHERUNGSRECHTLICHEN STATUS

In Deutschland auch bekannt als „Formular V0027". Studiobetreiber kennen und fürchten es, weil es im Grunde über Schein- und echte Selbstständigkeit von Yogalehrer:innen entscheidet (siehe Kapitel „Scheinselbstständigkeit", S. 124). Dazu gibt es noch eine Anlage (Formular C0031, das ebenfalls wenig Freude bereitet). Du hast keine automatische Verpflichtung, das Formular auszufüllen, es kann aber sein, dass ein Yogastudio dich darum bittet, um Missverständnisse zu vermeiden. Das Formular sollte natürlich nach bestem Wissen und Gewissen ausgefüllt werden, im Normalfall kannst du aber die Antworten übernehmen, die du hier findest:

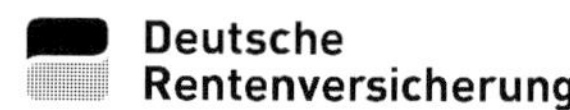

Versicherungsnummer	Kennzeichen (soweit bekannt)	Eingangsstempel

Anlage zum Statusfeststellungsantrag zur Beschreibung des Auftragsverhältnisses

1 Angaben zum Auftragnehmer

Name	Vornamen (Rufname bitte unterstreichen)
Meinhof	Thomas
Geburtsname	**Geburtsdatum**

2 Angaben zum Auftraggeber

Firmenname, Name, Vorname des Inhabers	Betriebsnummer
Shiva Shiva Yogadude GmbH, Goethestr. 40, 80336 München	

3 Beschreibung des Auftragsverhältnisses, für das der sozialversicherungsrechtliche Status festgestellt werden soll

3.1 Bitte beschreiben Sie die ausgeübte Tätigkeit.

Abhalten von Yogaunterricht

3.2 Bitte schildern Sie, wie die Auftragsausführung kontrolliert wird und ob vom Auftraggeber Vorgaben hinsichtlich der Art und Weise der Auftragsausführung gemacht werden.

keine Kontrolle der Auftragsausführung (Vertrauensbasis)

Vorgaben in der Auftragsvergabe Zeit & Örtlichkeit der jeweiligen Yogastunde, damit die Bewerbung für Teilnehmer klar kommuniziert werden kann (ohne Teilnehmer, keine Yogastunde)

3.3 Bitte schildern Sie, ob und ggf. in welchem Umfang regelmäßige Arbeitszeiten und Anwesenheitszeiten einzuhalten sind und ob vom Auftraggeber Vorgaben hinsichtlich der Arbeitszeit gemacht werden.

keine regelmäßigen Arbeits- & Anwesenheitszeiten (Anwesenheit nach Auftragsannahme)

die Dauer der Yogastunde ist als Richtwert einzuhalten, damit sich die Teilnehmer danach richten können

3.4 Bitte schildern Sie, wo die Tätigkeit im Einzelnen ausgeübt wird und ob vom Auftraggeber Einschränkungen hinsichtlich des Tätigkeitsortes gemacht werden.

Yogastudio Goethestr. 40, 80336 München

nach Absprache auch an anderen Orten

Seite 1 von 2

Versicherungsnummer	Kennzeichen (soweit bekannt)

3.5 Bitte schildern Sie, ob und in welchem Umfang eine Eingliederung in die Arbeitsorganisation des Auftraggebers vorliegt (z. B. durch die Teilnahme an Dienstbesprechungen, Teamarbeit, Dienstpläne, Dienstkleidung, Schulungsmaßnahmen).
keine Eingliederung in die Arbeitsorganisation
Absprache für Vertretungen bei Auftragsabsage seitens Auftragnehmer im Team möglich
3.6 Bitte schildern Sie, ob und in welchem Umfang der Auftragnehmer unternehmerisch auftritt (z. B. durch eigene Werbung, durch eigene Preisgestaltung).
Verlinkung zur eigenen Homepage
Flyer für Retreats, Workshops
mündliche Werbung & Empfehlung
3.7 Bitte schildern Sie, ob und in welchem Umfang der Auftragnehmer ein eigenes Unternehmerrisiko trägt (z. B. durch Kapitaleinsatz).
Verdienstausfall bei Auftragsabsage des Auftraggebers z.B. Feiertage, Ferien
Verdienstausfall, wenn keine Teilnehmer (lediglich Fahrtkostenausgleich)
höheres Honorar bei mehr Teilnehmern (abhängig von der eigenen Werbung und Kundenbindung),
kein Verdienst bei Krankheit oder Urlaub

4 Erklärung

Ich versichere, die vorstehenden Fragen wahrheitsgemäß und den Tatsachen entsprechend beantwortet zu haben. Ich habe davon Kenntnis genommen, dass Änderungen in den Verhältnissen zu einer anderen versicherungsrechtlichen Beurteilung führen können und es deshalb erforderlich ist, solche Änderungen umgehend mitzuteilen.

Ort, Datum

Unterschrift

Urschriftlich

Deutsche Rentenversicherung Bund
Clearingstelle für sozialversicherungsrechtliche Statusfragen
10704 Berlin

Seite 2 von 2

C0031 PDF
V002 - 01.07.2015 - 1

Der finale Schritt lässt sich leicht und ganz ohne Formular erledigen:

DIE ANMELDUNG ALS FREIBERUFLER BEI DEINEM ZUSTÄNDIGEN FINANZAMT. Dafür kannst du einfach diesen Text als Brief an dein zuständiges Finanzamt schicken (Adresse steht u.a. auf deinem letzten Steuerbescheid):

„Sehr geehrte Damen und Herren,

hiermit zeige ich Ihnen an, dass ich ab (DATUM) eine freiberufliche Tätigkeit als Yogalehrer:in aufnehmen werde/aufgenommen habe und bitte um Erteilung einer Steuernummer. Den Fragebogen zur steuerlichen Erfassung mit allen erforderlichen Anlagen habe ich bereits per ELSTER übermittelt.

Mit freundlichen Grüßen,
Dein Name"

KARMA-CONTENT

Zeitmanagement

TIMING IST ALLES: DEIN PERSÖNLICHER STUNDENPLAN

Es gibt einen Grund, warum die meisten Menschen maximal 40 Stunden pro Woche arbeiten. Der Grund heißt „Burnout". Es wäre besonders ironisch, wenn ausgerechnet Yogalehrer:innen wegen Überarbeitung krank würden. Bevor du dich also Hals über Kopf ins Yogalehrer:innen-Dasein stürzt (oder wenn du das bereits getan hast), solltest du dein Zeitmanagement prüfen. Trage hier deine (geplanten) Arbeitszeiten inklusive Anfahrt, Vorbereitung, Buchhaltung und mindestens einer Yogaklasse, an der du selbst teilnimmst, ein (letzteres ist wirklich wichtig und gehört zu deiner Arbeitszeit!). Zähle dann nach, wie viele Arbeitsstunden deine Woche umfasst.

Wenn du auf mehr als 40 Arbeitsstunden wöchentlich kommst, solltest du dir Gedanken über eine Work-Life-Balance machen.

Auf www.yogabu.ch findest du für deinen Wochenplan eine kostenlose Vorlage, die du ausschneiden und an den Kühlschrank hängen kannst.

Dein Name: ______________________

Uhrzeit	Mo	Di	Mi	Do	Fr	Sa	So	Beispieltag
06:00								1 Std. Teilnahme an Morning Flow
07:00								
08:00								30 min Anfahrt zu Studio X
09:00								1,5 Std. Yogaunterricht
10:00								30 Min. Rückfahrt
11:00								z.B. wöchentlicher Champagnerbrunch mit den Yogalehrer:innen
12:00								
13:00								
14:00								
15:00								
16:00								
17:00								
18:00								
19:00								
20:00								
Summe								**4 Std.**

CHECKLISTE

Von Anfang an alles richtig machen

- ❑ Freiberufliche Tätigkeit beim Finanzamt angemeldet
- ❑ Fragebogen zur steuerlichen Erfassung ausgefüllt & abgeschickt
- ❑ Antragstellung der Umsatzsteuer-Identnummer erledigt
- ❑ ggf. Antrag auf Feststellung des sozialversicherungsrechtlichen Status ausgefüllt & abgeschickt
- ❑ ggf. Geschäftskonto bei der Bank eröffnet (siehe S. 152)
- ❑ Businessplan erstellt
- ❑ Finanzplan erstellt (siehe S. 150)
- ❑ Buchhaltungssoftware eingerichtet bzw. Steuerberater:in beauftragt
- ❑ Mindestens drei Yogastudios besucht und persönlich (!) beworben

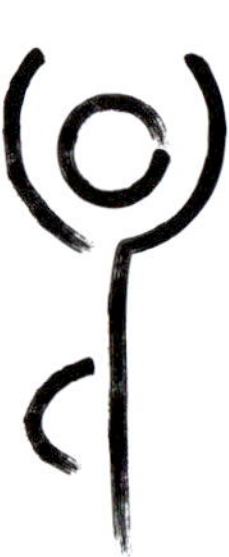

PRACTICE WHAT YOU PREACH.

Wer Entspannungstechniken unterrichtet,
verliert durch einen Burnout seine Glaubwürdigkeit.

TEIL 2

BUCHHALTUNG

BUCHHALTUNGS-BASICS
SOLL UND HABEN

DAS KAPITEL IN DREI SÄTZEN

- Grundsätzlich ist die Buchhaltung eine einfache Sache: Es gibt Ein- und Ausgaben und alles muss ordentlich erfasst werden.
- Die beiden größten Herausforderungen liegen in der Ordnung und der zeitnahen Erfassung der Buchungen.
- Mit ein paar Tricks und etwas Disziplin lässt sich ein kleines Yogabusiness aber durchaus selbst buchhalterisch verwalten.

THEORIE VS. PRAXIS

Eigentlich ist das mit der Buchhaltung eine einfache Sache: Man erstellt pro Monat eine Liste mit den Einnahmen und eine Auflistung der Ausgaben. Addiert man die Differenz der beiden Summen mit dem Konto-Endstand des Vormonats, sollte sich der Betrag mit dem aktuellen Kontostand decken. Und mit etwas Glück ist das sogar ein positiver Betrag. Soweit die Theorie. In der Praxis klingt dann alles etwas furchteinflößender: Belegerfassung, Rechnungsstellung, Monatsabschluss, Umsatzsteuervoranmeldung, Einnahmen-Überschuss-Rechnung und, und, und. Schnappatmung?

LANGSAM – SO SCHLIMM IST ES GAR NICHT

Wenn man die einzelnen Elemente einer ordentlichen Buchhaltung anschaut, sind diese weniger furchteinflößend als eine durchschnittliche Armbalance-Haltung (wie zum Beispiel der Handstand). Im Wesentlichen geht es um folgende Tätigkeiten:

1. RECHNUNGEN SCHREIBEN

Der schönste Teil der Buchhaltung. Weil das bedeutet, dass du Yoga unterrichten durftest und dafür entlohnt wirst. Alles zur korrekten Rechnungsstellung erfährt du ab Seite 38.

MÖGE DAS GUTE
IM UNIVERSUM
SEINEN WEG
ZU MIR FINDEN.

MÖGE ICH DAS GUTE
IM UNIVERSUM
ANNEHMEN
UND MEHREN.

ZU MEINEM GUTEN
UND ZUM GUTEN
ANDERER.

2. AUSGABEN ERFASSEN

Der vielleicht nervigste Teil der Buchhaltung. Jede geschäftliche Ausgabe braucht einen korrekten Beleg als „Beweis" fürs Finanzamt. Darauf sollte neben dem Rechnungsbetrag und dem Datum ggf. die separat aufgelistete Umsatzsteuer stehen. Und natürlich auch, wofür der Beleg eigentlich ist.

PROFI-TIPP

Wenn du ausnahmsweise mal keinen Beleg bekommst oder ihn verloren hast, kannst du einen sogenannten Eigenbeleg schreiben. Dieser enthält im Prinzip alles, was ein „normaler" Beleg auch enthält:

- *Zahlungsempfänger*
- *Gegenstand der Rechnung*
- *Datum*
- *Einzelbeträge/Summe*
- *und deine eigenhändige Unterschrift*

Außerdem musst du noch vermerken, aus welchem Grund du einen Eigenbeleg erstellst, zum Beispiel „Beleg versehentlich mit in die Waschmaschine gesteckt.". Beispiel für einen Eigenbeleg:

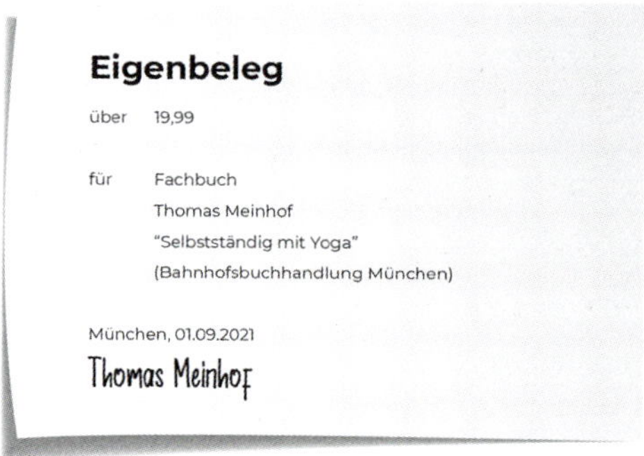

Eigenbeleg

über 19,99

für Fachbuch
Thomas Meinhof
"Selbstständig mit Yoga"
(Bahnhofsbuchhandlung München)

München, 01.09.2021
Thomas Meinhof

---

3. ZAHLUNGSEIN- UND -AUSGÄNGE BUCHEN

Es ist natürlich toll, Rechnungen zu schreiben und Belege zu sammeln. Aber es sollte schon auch etwas Geld fließen, damit daraus ein steuerlich relevanter Vorgang wird. Deshalb musst du in deiner Buchhaltung irgendwo auch notieren, wann welcher Betrag an wen bezahlt wurde. Am besten nutzt du dafür ein Buchhaltungsprogramm (siehe Kapitel „Buchhaltungssoftware“, S. 56). Dort kannst du deine Belege digital speichern und auch erfassen, wann sie bezahlt wurden.

4. BERICHTE ANS FINANZAMT

Eigentlich ist es ja schon schrecklich genug, dass man am Ende des Jahres mindestens eine Steuerklärung machen muss. Aber unter Umständen wollen die Herrschaften vom Amt jedes Quartal oder eventuell sogar jeden Monat eine Art Update von dir in Sachen Umsatzsteuer. In der Umsatzsteuervoranmeldung gibst du deinen Gewinn oder Verlust der jeweiligen Periode (Monat/Quartal) an. Aber nur, wenn du überhaupt Umsatzsteuer abführen und Voranmeldungen machen musst (mehr dazu im Kapitel „Umsatzsteuer, S. 71).

Vorteil fürs Finanzamt: Es kommt schneller an dein Geld.
Vorteil für dich: Du musst nicht alles am Jahresende auf einmal bezahlen.

BELEGABLAGE LEICHT GEMACHT

Du kannst deine Belege digital oder analog (also auf Papier) sammeln. Die Papierbelege sammelst du am besten in einer Mappe oder einem Umschlag. Schaue am Monatsende unbedingt nochmal dein Portemonnaie durch, ob sich nicht doch noch ein kleiner Kassenzettel irgendwo versteckt hat. Digitale Belege (viele Rechnungen bekommt man ja ohnehin als PDF per Mail) kannst du in einem kleinen Ordnersystem ablegen. So vermeidest du auch, zu viel zu vergessen und irgendwann nachreichen zu müssen. Deine Papierbelege kannst du übrigens ganz einfach mit einer kostenlosen Smartphone-App (zum Beispiel von Google) einscannen, dann hast du alles an einem Ort gespeichert. Oder aber du druckst die digitalen Belege aus und legst sie in deine Mappe oder deinen Ordner.
Deine digitale Belegablage könnte zum Beispiel so aussehen:

Name ↑	Zuletzt geändert
Belege	06.10.2020
Kartenzahlungen	06.10.2020
Kassenbuch	06.10.2020
Kontoauszüge	06.10.2020
Kreditkartenabrechnung	06.10.2020

RECHNUNGEN SCHREIBEN
EIN WUNDERBARES RITUAL

DAS KAPITEL IN DREI SÄTZEN

- Das Erstellen von Rechnungen ist eine schöne Sache – weil es bedeutet, dass du etwas geleistet hast und dafür entlohnt wirst.
- Es gibt einige Pflichtangaben, die auf keiner Rechnung fehlen dürfen.
- Nimm dir Zeit für das Schreiben deiner Rechnungen und mache vielleicht sogar ein kleines Ritual daraus.

AUSNAHMSLOS GUT UND SCHÖN

Es gibt eine Sache an der Selbstständigkeit, die ist so schön und gut, dass kein Schatten sie für dich trüben kann. Etwas, das ohne Ausnahme positive Emotionen in dir auslösen muss. Ein Ritual, dass du regelmäßig praktizieren und auf das du dich jedes Mal von Neuem freuen solltest: Das Erstellen von Rechnungen.

Mit jeder Rechnung, die du schreibst, belohnst du dich für etwas, das du vorher geleistet hast. Ein ganzer Monat Yogaunterricht, zum Beispiel. Oder ein abgeschlossener Workshop oder vielleicht auch nur eine einzelne Vertretungsstunde. Und ganz gleich, wie hoch die Zahl ist, die ganz unten auf deiner Rechnung steht: Sie hilft dir dabei, dein Leben zu finanzieren und deinen Traum zu leben. Außerdem hilft dieser Betrag auch denen, die deine Yogaklassen besuchen und so ihr eigenes Leben verbessern. Du solltest dich also nicht im Geringsten schlecht dabei fühlen, wenn du jemandem eine Rechnung schreibst. Du hast dir das Geld verdient, weil du dafür gearbeitet hast. Und jetzt ist dein Auftraggeber an der Reihe, dich dafür zu entlohnen.

Dafür braucht er oder sie eine korrekt erstellte Rechnung von dir. Diese muss einige Pflichtelemente enthalten:

1. Dein vollständiger Name und deine vollständige Adresse
2. Name und Adresse des Rechnungsempfängers (zum Beispiel „Yogastudio XY"), ggf. inklusive Firmenzusatz (GmbH oder ähnliches)
3. Deine Steuernummer oder Umsatzsteuer-Identifikatiosnummer (falls du umsatzsteuerpflichtig bist – siehe Kapitel „Umsatzsteuer", S. 71)
4. Rechnungsdatum (Tag der Rechnungsstellung)

5. Fortlaufende Rechnungsnummer (jede Rechnungsnummer darf nur einmal vergeben werden!)
6. Leistungsbeschreibung (zum Beispiel „Vinyasa-Yogaunterricht“); manche Yogastudios wollen eine genaue Auflistung der unterrichteten Klassen inklusive derTeilnehmerzahlen
7. Leistungszeitraum (zum Beispiel 1.-30.06.2021)
8. Einzelpreise und Summe (zum Beispiel 5 Stunden à X € = Y €)
9. ggf. Rabatte oder Abzüge
10. ggf. Umsatzsteuer oder
    alternativ: Hinweis auf Steuerbefreiung: „Gemäß § 19 UStG wird keine Umsatzsteuer berechnet.“ oder ähnlich (der Paragraph ist wichtig und muss genannt werden!)
11. Gesamtbetrag der Rechnung
12. Zahlungsziel (die gesetzliche Zahlungsfrist liegt in Deutschland laut § 286 BGB aktuell bei 30 Tagen)
13. Nice to have: Deine Bankverbindung auf jeder Rechnung (nur zur Sicherheit)

Achtung, Sonderfall: Bei der so genannten Kleinbetragsrechnung (Gesamtbetrag unter 250 Euro) kannst du einige der oben genannten Elemente weglassen. Der Einfachheit halber ist es aber besser, deine Rechnungen alle einheitlich zu erstellen. Am besten machst du das mit einem Buchhaltungsprogramm (siehe Kapitel „Buchhaltungssoftware“, S. 56) – damit kannst du dann auch ganz leicht prüfen und dokumentieren, ob der jeweilige Rechnungsbetrag schon bezahlt wurde. Außerdem musst du die meisten Angaben aus der Liste oben auch nicht jedes Mal neu eintragen. Das spart Zeit (und damit Geld) und schont vor allem deine Nerven.

PROFI-TIPP

Mach das Erstellen und Prüfen deiner Rechnungen zum Teil eines umfassenden Rituals zum Monatsabschluss. Neben deinen Finanzen kannst du auch deine Gedanken und Emotionen noch einmal Revue passieren lassen.

Beispiel, wie eine Rechnung aussehen kann, erstellt mit dem Buchhaltungsprogramm „Papierkram“.

Thomas Meinhof
Yogalehrer

Rechnung

Thomas Meinhof | Defreggerstr. 10 | 81545 München

Shiva Shiva Yogadude GmbH
Goethestr. 40
80336 München

Betreff	**Rechnungsnummer**	**Kundennummer**	**Leistungszeitraum**	**Datum**
Yoga-Unterricht März 2021	R-00159	K-00022	31.03.2021	12.04.2021

Pos.	**Beschreibung**	**Menge**	**Einheit**	**MwSt.**	**Einzelpreis**	**Gesamtpreis**
1.	Yogaklassen entsprechend Abrechnung bei Eversports	1,00		19%	112,00	112,00

Netto	€112,00
zzgl. 19% MwSt.	€21,28
Gesamtpreis	**€133,28**

Bitte überweisen Sie den Betrag innerhalb der nächsten 2 Wochen auf das unten genannte Konto.

Thomas Meinhof
Defreggerstr. 10
81545 München
Steuernummer: 145/204/11446
Inhaber: Thomas Meinhof

Kontakt
Telefon: 01752366719
E-Mail: om@yogadu.de
Website: www.yogadu.de

Bankverbindung
Bank: Consorsbank
IBAN: DE85 7603 0080 0250 4036 84
BIC: CSDB DE71

Seite 1 von 1

KARMA-CONTENT

Tipps für die achtsame Rechnungserstellung

- Trag dir einen festen Tag im Kalender ein (zum Beispiel den ersten Montag im Monat).
- Mach dir eine Tasse Tee.
- Suche dir ein gemütliches, ruhiges Plätzchen.
- Erstelle nacheinander alle Rechnungen für den vergangenen Monat.
- Anschließend prüfe in deinem Online-Banking (oder Kontoauszug), ob alle offenen Rechnungen des Vormonats schon beglichen sind.
- Ist dies nicht der Fall, frage beim Rechnungsempfänger erstmal per Mail oder telefonisch nach, bevor du eine Mahnung verschickst (du bist Yogalehrer:in und kein Inkasso-Schläger).
- Nimm dir einen Augenblick und sei dankbar für das Geld, dass du als Yogalehrer:in verdienen durftest.

ABSCHREIBUNGEN
DER ZAHN DER ZEIT

DAS KAPITEL IN DREI SÄTZEN

- Um das Thema „Abschreibungen“ ranken sich etliche Mythen.
- Die Abschreibungen (korrekt: Absetzungen für Abnutzung, kurz: AfA) regeln die korrekte buchhalterische Erfassung der Wertminderung von Anschaffungen über 410 Euro.
- Wichtig sind die gesetzlichen Vorgaben zur minimalen Nutzungsdauer von geschäftlichen Anschaffungen.

ABSETZEN, SECHS

Schon in der Schule lernen wir, dass Abschreiben etwas Böses ist (bei Autor:innen ist das sogar gesetzlich festgelegt). Dabei sind „Absetzungen für Abnutzung“ (AfA), wie die Abschreibungen in Juristendeutsch genannt werden, eine feine Sache: Sie regeln nach genauen Vorgaben den Wertverlust geschäftlicher Investitionen.

LAPTOP ODER KNIEGELENK – IRGENDWANN IST BEIDES NUR NOCH SCHROTT

Irgendwann ist dein geschäftlich genutzter Laptop überfordert und du brauchst einen neuen. Damit ist das alte Teil für dich wertlos und das muss auch so in deiner Buchhaltung erfasst werden. Weil der Wertverlust aber nicht exakt nach zum Beispiel drei Jahren eintritt, sondern schleppend geschieht (ähnlich wie bei einem Knorpelschaden im Yogi-Knie), wird in deinem Jahresabschluss jedes Jahr ein Teil der Abnutzung erfasst. Der Wert wird also nach und nach abgeschrieben (daher auch der umgangssprachliche Name „Abschreibungen“).

DAS GELD IST SCHNELL WEG

Das Gemeine dabei: Du musst deinen Laptop normalerweise sofort komplett bezahlen, kannst vor dem Finanzamt aber nur einen Teil der Anschaffungskosten als betriebliche Ausgaben geltend machen. Wieviel das genau ist, hängt von der betrieblichen Nutzungsdauer ab.

Wie lange du deinen Laptop tatsächlich nutzt, ist dem Finanzamt eigentlich egal. Es geht aber davon aus, dass der normale Laptop im Schnitt drei Jahre in Benutzung ist. So steht das in der Abschreibungstabelle für allgemein verwendbare Anlagegüter (kurz: „AfA-Tabelle AV“) des Bundesfinanzministeriums. Bei einem Auto wären es sechs Jahre, bei einem Schienenfahrzeug ganze 25 (falls das bei dir mal ein Thema wäre). Die aktuelle Tabelle (es ändert sich nicht wirklich oft etwas) findest du im Netz beim Bundesfinanzministerium. Hier ein paar ausgewählte Standards:

- Personalcomputer, Notebooks und deren Peripheriegeräte (Drucker, Scanner, Bildschirme und ähnliches): 3 Jahre Nutzungsdauer
- Foto-, Film-, Video- und Audiogeräte (Fernseher, CD-Player, Recorder, Lautsprecher, Radios, Verstärker, Kameras, Monitore und ähnliches): 7 Jahre Nutzungsdauer
- Funktelefone (heißt dort wirklich so!): 5 Jahre Nutzungsdauer

Die Nutzungsdauer wird dann auch noch monatsgenau berechnet. Wenn du deinen Laptop also im Dezember kaufst, kannst du im Jahr der Anschaffung lediglich 1/36 des Anschaffungswerts als Betriebsausgabe verbuchen (3 Jahre = 36 Monate). Obwohl du – wie bereits erwähnt – den ganzen Preis dafür schon bezahlt hast. Wenn deine Anschaffung komplett abgeschrieben ist, bleibt sie in deiner Buchhaltung allerdings noch weiter vorhanden, und zwar mit einem sogenannten „Buchwert" von 1 Euro. Schließlich kann es ja gut sein, dass dein Laptop auch nach drei Jahren funktioniert und du ihn einfach weiter benutzt. Erst, wenn er wirklich kaputt ist oder du ihn verkaufst (Rechnung nicht vergessen!), kannst du ihn aus deinem Anlagenverzeichnis entfernen.

UND JETZT DIE GUTE NACHRICHT

Wenn du Umsatzsteuer abführst, bekommst du diese zumindest bei einer Anschaffung, die über mehrere Jahre abgeschrieben wird, sofort vom Finanzamt erstattet.

UND DIE GANZ GUTE NACHRICHT

Nur Wirtschaftsgüter (also Dinge), die mehr als 410 Euro kosten (ohne Umsatzsteuer, falls du diese abführst), müssen über eine längere Periode abgeschrieben werden. Wenn du also eine Yogamatte, Massagelotion oder auch ein günstiges neues Handy kaufst, kannst du diese Anschaffung sofort zu 100% abschreiben. Bei einer Anschaffung unter 150 Euro geht das sogar als laufende Betriebsausgabe ganz unspektakulär.

ORDNUNG MUSS MAL WIEDER SEIN

Zur korrekten Darstellung deiner Anlagegüter führst du ein Anlagenverzeichnis. Viel wird da wahrscheinlich nicht drinstehen, aber es erleichtert dir (und dem Finanzamt) den Überblick. Im Normalfall ist das Teil deines Buchhaltungsprogramms oder sowieso Aufgabe deines Steuerberatungsbüros.

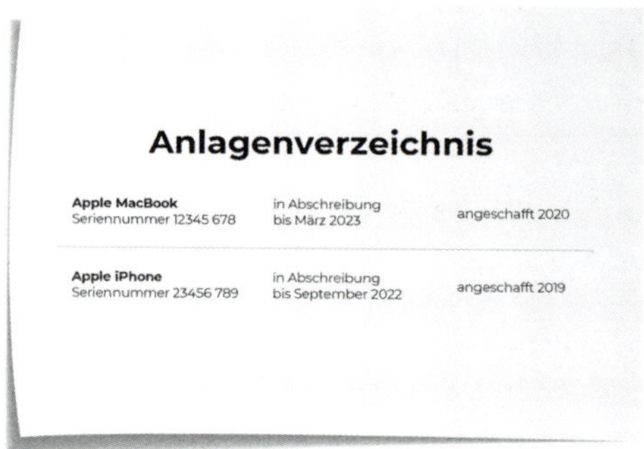

Anlagenverzeichnis

Apple MacBook Seriennummer 12345 678	in Abschreibung bis März 2023	angeschafft 2020
Apple iPhone Seriennummer 23456 789	in Abschreibung bis September 2022	angeschafft 2019

Beispiel: Anlagenverzeichnis eines kleinen Yogastudios

Die Details hinter den einzelnen Positionen sehen dann so aus Beispiel Tablet-PC:

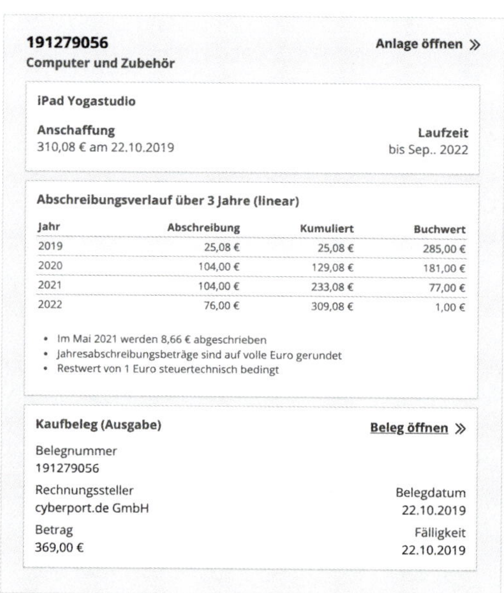

191279056
Computer und Zubehör
Anlage öffnen »

iPad Yogastudio

Anschaffung
310,08 € am 22.10.2019

Laufzeit
bis Sep.. 2022

Abschreibungsverlauf über 3 Jahre (linear)

Jahr	Abschreibung	Kumuliert	Buchwert
2019	25,08 €	25,08 €	285,00 €
2020	104,00 €	129,08 €	181,00 €
2021	104,00 €	233,08 €	77,00 €
2022	76,00 €	309,08 €	1,00 €

- Im Mai 2021 werden 8,66 € abgeschrieben
- Jahresabschreibungsbeträge sind auf volle Euro gerundet
- Restwert von 1 Euro steuertechnisch bedingt

Kaufbeleg (Ausgabe)
Beleg öffnen »

Belegnummer
191279056

Rechnungssteller
cyberport.de GmbH

Belegdatum
22.10.2019

Betrag
369,00 €

Fälligkeit
22.10.2019

Beispiel: Abschreibungsplan für ein iPad. Das im Oktober 2019 angeschaffte iPad ist Ende 2022 offiziell wertlos (wird aber noch mit 1 Euro Buchwert weiter in der Buchhaltung erfasst, weil es höchstwahrscheinlich noch vorhanden ist und funktioniert).

CHECKLISTE

So bleiben Yogalehrer:innen dauerhaft glücklich

- ❑ Plane regelmäßig Freizeit ein und arbeite an zwei Tagen pro Woche nicht.
- ❑ Nimm dir Zeit für deine eigene Yogapraxis.
- ❑ Sei freundlich und fair zu allen, denen du begegnest.
- ❑ Höre immer auch auf dein Herz.
- ❑ Sieh Geld nicht als etwas Böses oder Schmutziges, sondern als Wertschätzung deiner Arbeit.
- ❑ Und kümmere dich rechtzeitig um deine Buchhaltung.

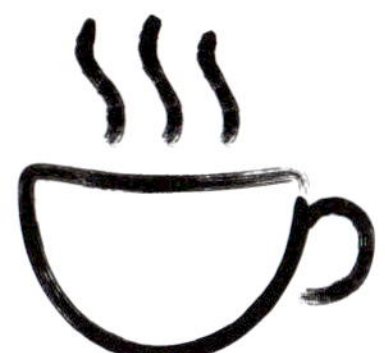

REISEKOSTEN RICHTIG ABRECHNEN
KOMMT IMMER GUT AN

Lebenszeit gewinnen: *Wenn dich die Hintergründe nicht interessieren und du einfach nur deine Reisekosten abrechnen willst, nutze eines der selbsterklärenden, kostenlosen Formulare aus dem Internet (Links dazu findest du auf yogabu.ch).*

DAS KAPITEL IN DREI SÄTZEN:

- Kosten für geschäftlich veranlasste Reisen können als Betriebsausgaben abgesetzt werden.
- Die einzelnen Elemente der Reisekostenabrechnung sind sehr – äh – individuell.
- Für die Abrechnung nutzt du am besten ein Online-Tool oder eine Excel-Tabelle, die du im Web kostenlos findest.

VON WEGEN PAUSCHALANGEBOT

Dass Reisen Geld kostet, weißt du nicht erst seit deinem Yoga Teacher Training auf Bali. Und: Das Finanzamt weiß das auch. Deshalb ist es vollständig legal und erwünscht, Reisekosten als das geltend zu machen, was sie sind:

Betriebliche Ausgaben.

Und als solche tauchen sie bei dir als Yogalehrende:m auch in der Buchhaltung auf.

Wichtig dabei sind folgende Punkte:

1. DEINE REISE MUSS BERUFLICH VERANLASST SEIN.

Du musst also nachweisen können, dass dein Trip kein Privatvergnügen war. Wenn du in Indien für ein von dir geleitetes Retreat gewesen sein willst, solltest du auch eine von dir gestellte Rechnung dafür vorzeigen können.

2. DIE REISE MUSS TATSÄCHLICH STATTGEFUNDEN HABEN.

Mit Reisekostenabrechnungen lässt sich schnell Geld machen. Deshalb solltest du als Beweis auch Dinge wie Tankquittungen oder U-Bahn-Tickets aufbewahren. Ein paar Selfies schaden ebenfalls nicht.

3. ES MUSS SICH BEI DEINEM TRIP UM EINE „AUSWÄRTSTÄTIGKEIT" HANDELN.

Du musst beruflich bedingt außerhalb der „ersten Tätigkeitsstätte" (das ist der Ort, an dem du mindestens zwei Tage pro Woche arbeitest) gewesen sein. Sonst: schwierig. Aber immerhin kannst du für den regelmäßigen Weg zur Arbeit die Pendlerpauschale in der Steuererklärung ansetzen.

DIESE KOSTEN KANNST DU STEUERLICH ABSETZEN:

1. FAHRTKOSTEN

Zu den Fahrtkosten zählt jeder Kilometer, den du nicht mit einem Geschäftswagen unterwegs bist (das ist bei Yogalehrenden ja meistens der Fall).

Es spielt dabei keine Rolle, ob du

- öffentliche Verkehrsmittel (Bus/Bahn)
- ein Flugzeug
- oder das Auto (außer einem Geschäftswagen) genutzt hast. Jeder Kilometer zählt.

Bei einer Bahn- oder Busfahrt rechnest du den Betrag für das Ticket ab.

Für das Flugzeug ebenfalls.

Bei einer Autofahrt können aktuell in Deutschland 30 Cent pro Kilometer angesetzt werden (für Motorrad oder Roller 20 Cent).

2. VERPFLEGUNGSKOSTEN (ODER VERPFLEGUNGSMEHRAUFWAND)

Eigentlich ist deine Verpflegung nicht die Aufgabe des Finanzamts (leider – in der Kantine des Finanzamts München lässt es sich nämlich hervorragend speisen). Trotzdem darfst du bei Geschäftsreisen bestimmte Pauschalsätze für Verpflegung geltend machen. Hintergrund ist die Annahme, dass es teurer ist, sich unterwegs mit Nahrung zu versorgen als zu Hause. Und Achtung: Die Pauschalsätze ändern sich fast jedes Jahr, also besser ab und zu mal nachschauen oder -fragen.

Man unterscheidet die Verpflegungspauschalen für

- An- und Abreisetage
- Abwesenheitstage mit 8 bis 24 Std. Abwesenheit
- Abwesenheitstage einer Reise, die insgesamt länger als 24 Stunden dauert

In 2021 gibt es für An- und Abreisetage sowie Tage mit 8 bis 24 Stunden Abwesenheit jeweils 14 Euro, für ganze Abwesenheitstage bei einer Reise, die insgesamt länger als 24 Stunden ging, gibt es pro Tag 28 Euro.

UND BEI AUSLANDSTRIPS?

Bei Reisen ins Ausland wird es nochmal komplizierter: Die Höhe der jeweiligen Verpflegungspauschale richtet sich auch nach dem Zielland deiner Reise. Dafür gibt es offizielle Tabellen mit vielen, vielen Reisezielen (einen Link dazu findest du auf yogabu.ch).

BITTE DEN SPEISEPLAN BEACHTEN

Weil das alles noch nicht verwirrend genug ist, müssen Mahlzeiten, die beispielsweise bei einer Hotelübernachtung inklusive sind, von der Pauschale abgezogen werden. Für ein Frühstück werden aktuell (2021) 20 % des Tagessatzes, für ein Abendessen 40 % des Tagessatzes abgezogen.

3. ÜBERNACHTUNGSKOSTEN

Kosten für Übernachtungen sind ganz einfach in Höhe der entstandenen Kosten (Hotelrechnung) absetzbar – eventuell inklusive Vorsteuerabzug.

PROFI-TIPP

Wenn du selbst ein Retreat organisiert, kannst du die Kosten für dein Zimmer natürlich auch absetzen!

---

4. SERVICEKOSTEN

Die so genannten Servicekosten (z.B. Gepäcktransport, WLAN-Kosten und so weiter) sind getrennt aufzuführen und ebenfalls absetzbar.

Beispiel: Reisekostenabrechnung mit der Vorlage des Buchhalter e.V. (einen Link zu dem Programm findest du auf yogabu.ch, siehe Folgeseite.

CHECKLISTE

Reisekostenabrechung

1. Du erstellst eine Reisekostenabrechnung mit einem kostenlosen Online-Tool bzw. einer Excel-Vorlage deiner Wahl (diese findest du auf yogabu.ch).
2. Diese Abrechnung ist dein Beleg für die Buchhaltung (alle anderen Belege bitte trotzdem für Rückfragen vom Finanzamt aufbewahren).
3. Deine Kosten für die abgerechnete Reise schmälern buchhalterisch deinen Gewinn. Du bezahlst also weniger Steuern, die Steuerersparnis Ersparnis ist damit quasi „deine Kohle".

Viel Spaß beim Belege sammeln und gute Reise!

Reisekosten-Formular 2021 – Inland

Bitte die stark umrandeten Felder ausfüllen (soweit zutreffend).

Name:	Thomas Meinhof
Reiseanlass:	Berlin Yoga Festival
Beginn-Ende:	02.07.-04.07.2020
Reiseziel:	Böttgerstr. 16, 13357 Berlin

Fahrtkosten

A. PKW im Betriebsvermögen — *Abrechnung erfolgt in der Gewinnermittlung*

B. Privat-PKW — Gefahrene KM: 1188 — 356,40 €

C. Öffentliche Verkehrsmittel		Bruttobetrag	Vorsteuer		Nettobetrag
	Lt. beigefügten Belegen	14,40 €	2,30 €	19%	12,10 €
			0,00 €	7%	0,00 €
			-	ohne	0,00 €

Verpflegungsmehraufwand

Eintägige Reise (mehr als 8 Stunden) — Anz. (1 eintragen): — 0,00 €

oder

Mehrtägige Reise

Anzahl der Zwischentage eintragen: 1 — 56,00 €

(bei einer Übernachtung "0" eintragen, da kein Zwischentag)

Übernachtungskosten

		Bruttobetrag	Vorsteuer		Nettobetrag
A. Tatsächliche Kosten ohne Verpflegung	Lt. beigefügten Belegen	130,00 €	20,76 €	19%	109,24 €
			0,00 €	7%	0,00 €
Berufskraftfahrer: Übernachtungspauschale 8 Euro je Übernachtung:				ohne	0,00 €
(oder Pauschale 20 Euro je Übernachtung)			-	ohne	0,00 €
B. Pauschale durch Arbeitgeber ersetzt (falls zutreffend)			-		

Reise-Nebenkosten

		Bruttobetrag	Vorsteuer		Nettobetrag
Telefon, Porto, Parkplatz,	Lt. beigefügten Belegen	4,00 €	0,64 €	19%	3,36 €
Gepäckbeförderung etc.			0,00 €	7%	0,00 €
			-	ohne	0,00 €

Erstattungsbetrag — **560,80 €**

Enthaltene Vorsteuer — 23,69 €

Bei Überweisung: Erstattung bitte auf folgende Bankverbindung: *IBAN:*

BIC:

Kontoinhaber/in:

DEIN EIGENES RETREAT
SO KOMMST DU AUF DEINE KOSTEN

DAS KAPITEL IN DREI SÄTZEN:

- Wenn du selbst ein Retreat organisierst, können die Kosten schnell aus dem Ruder laufen.
- Kalkuliere den Teilnehmerbeitrag ganz genau, damit du am Ende nicht drauflegst.
- Es gibt auch Retreatveranstalter und Hotels, die alles für dich organisieren und dich pro Teilnehmer:in bezahlen.

ICH MUSS WEG

Urlaub ist super. Und muss gar nicht teuer sein. Okay, zum Schnäppchen-Flug kommen nochmal 200 Euro für Sitzplatzreservierung und Übergepäck dazu. Und im Hotel ist das Essen so mies, dass du jeden Abend im Restaurant essen gehst. Dazu die Miete für die Strandliege und die Drinks am Pool. Am Ende gibt man doch wesentlich mehr Geld aus, als man vorhatte. Aber klar: Urlaub ist super.

IRGENDWAS MIT PALMEN

Ein selbst veranstaltetes Retreat ist eine tolle Möglichkeit, eine schöne Zeit mit deinen Yogaschüler:innen zu haben und auf „Geschäftskosten" Urlaub zu machen. Aber leider auch eine ebenso gute Möglichkeit, dich finanziell so richtig in die Sch... zu reiten. Denn es ist schwierig, den Überblick zu behalten - und auf einmal stehen ganz viele Einzelbeträge auf deiner Abrechnung, die zusammen vielleicht sogar mehr ergeben, als du mit deiner Traumreise einnimmst.

Hier findest du eine beispielhafte Kalkulation zur Berechnung eines kostendeckenden Teilnehmerbeitrags für ein viertägiges Retreat mit individueller Anreise:

GESAMTKOSTEN FÜR 10 TEILNEHMER:INNEN:

Miete Location	2.000 Euro
Verpflegung	1.000 Euro
Versicherung	150 Euro
Marketing	350 Euro
Sonstiges	250 Euro
Honorar Yogalehrer:in (= deine Bezahlung)	1.000 Euro
Summe Kosten	**4.750 Euro**

Das heißt, bei 10 Teilnehmenden musst du mindestens 475 Euro pro Person berechnen. Mit dem Betrag lohnt sich das Retreat aber nur dann, wenn du ausgebucht bist. Besser baust du dir eine kleine Reserve von 10 % ein und verlangst damit 525 Euro pro Person, so dass sich deine Einnahmen in der Summe auf maximal 5.250 Euro belaufen.

Wenn es Einzel- und Doppelzimmer gibt, musst du den Betrag nochmal etwas anpassen. Etwas mehr für die Buchung im Einzelzimmer, etwas weniger für die im Doppelzimmer. Zum Beispiel:

2 x Einzelzimmer (625 Euro)	1.250 Euro
8 x Doppelzimmer (500 Euro)	4.000 Euro
Summe Kosten	**5.250 Euro**

Wichtig: Kalkuliere keinesfalls zu wenig Geld für deine Arbeit ein (Honorar). Du wirst im Retreat mehr arbeiten als du vorher vielleicht dachtest, weil du nicht nur Yoga unterrichtest, sondern gleichzeitig die Reiseleitung übernimmst. Zusätzlich kannst du vor Ort ggf. noch Extras wie zum Beispiel. Thai-Yoga-Massagen etc. anbieten, die du separat berechnest.

PROFI-TIPP

Viele Hotels und Ferienclubs veranstalten Retreats mit dir als Lehrer:in und bezahlen dich pro Teilnehmer:in. So fällt für dich die Organisation weg und du kannst dich auf Yoga und Urlaub konzentrieren!

EINNAHMEN-ÜBERSCHUSS-RECHNUNG *(EÜR)*

DAS BESTE ZUM SCHLUSS

Lebenszeit gewinnen: *Wenn dein:e Steuerberater:in deinen Jahresabschluss für dich erstellt, kannst du hier ein Kapitel weiterblättern und das Leben genießen.*

DAS KAPITEL IN DREI SÄTZEN:

- Am Ende des Geschäftsjahres musst du einen Jahresabschluss erstellen.
- Mit der so genannten Einnahmen-Überschuss-Rechnung (EÜR) ermittelst du deinen Gewinn.
- Am einfachsten geht das mit einem Buchhaltungsprogramm, in das du das ganze Jahr über deine Belege einpflegst.

DIE STUNDE DER WAHRHEIT

Spätestens wenn die Einkommensteuererklärung fällig ist, merkst du, ob du das ganze Jahr lang brav deine Belege gesammelt und hast oder nicht. Denn jetzt MUSST du deinen Jahresabschluss erstellen! Der klingt bei dir auch noch nach Zungenbrecher, nämlich Einnahmen-Überschuss-Rechnung (EÜR). Wenn du – sagen wir mal – etwas nachlässig mit deiner Buchhaltung warst, hast du drei jetzt Optionen:

1. Erstmal meditieren und dann darauf vertrauen, dass das Universum sich kümmern wird. (Viel Glück dabei.)
2. Alle Belege und Unterlagen schnellstmöglich zusammenfegen und dem nächstbesten Steuerberatungsbüro vor die Tür werfen.
3. Einatmen. Ausatmen. Und die Sache selbst anpacken.

NOCHMAL ZURÜCK, BITTE

Einnahmen-Überschuss-Rechnung – was ist das nochmal? Die EÜR ist eine „einfache" Form der Gewinnermittlung für kleine und mittelständische Unternehmer:innen, die nicht zur doppelten Buchführung verpflichtet sind (Falls dich ernsthaft interessiert, was das schon wieder ist – kann man in § 241 HGB nachlesen). Also auch für Yogalehrer:innen. Der wunderbare Name „Einnahmen-Überschuss-Rechung" leitet sich aus der Form der Gewinnermittlung ab:
Einnahmen - Ausgaben = Überschuss

Zynischerweise kann der so errechnete „Überschuss“ auch negativ sein, einen echten Verlust kennt das Finanzamt bei der EÜR nicht. Und ebenfalls zynischerweise geht das Wort „Ausgaben“ in der Abkürzung EÜR etwas unter – Ausgaben mag das Finanzamt nämlich nicht so sehr.

UND WIE GEHT DAS MIT DER EÜR?

Eigentlich ist die EÜR kein Hexenwerk: Du summierst alle Einnahmen und subtrahierst alle Ausgaben eines (Geschäfts-)Jahres und ermittelst mit der Differenz der beiden deinen Überschuss. Das geht entweder mit einer einfachen Tabelle (kostenlose Excel-Vorlagen findest du auf www.yogabu.ch) oder – noch besser – mit einem Buchhaltungsprogramm. Etwas tricky bei der Sache ist, dass deine Ausgaben nach Kategorien getrennt erfasst werden müssen: Kosten für Miete, Telekommunikation oder Fremdleistungen werden also in eigenen „Konten“ gesammelt, damit das Finanzamt erkennen kann, ob sich das bei dir nicht zu sehr von anderen Yogalehrer:innen unterscheidet. Also besser immer schön unter dem Radar fliegen – bei verrückten Luxusanschaffungen droht eine Steuerprüfung, und die willst du nicht.

EIN PAAR DETAILS GIBT ES NOCH ZU BEACHTEN:

- Bei der EÜR buchst du deine Umsätze und Ausgaben entweder nach dem Datum der Rechnungsstellung oder nach dem tatsächlichem Zahlungsein- bzw. -ausgang (letzteres heißt Zufluss-/Abflussprinzip).
- Alle Unterlagen (Belege etc.) sind zehn Jahre lang aufzubewahren.
- Abnutzbare Wirtschaftsgüter („Abschreibungen“) und geringwertige Wirtschaftsgüter („GWG“ bis 800 Euro Anschaffungswert) sind in einem separaten Verzeichnis zu erfassen (siehe Kapitel „Abschreibungen“ S. 42).

DER ROBOTER MACHT DAS FÜR MICH

Es spricht also einiges für eine Buchhaltungssoftware, die dich hier unterstützt. Denn wenn du das ganze Jahr über alle Einnahmen und Ausgaben korrekt eingibst, ist die EÜR am Jahresende wirklich nur noch einen Mausklick entfernt.

Einnahmenüberschussrechnung (EÜR)

für das Jahr 2019

Betriebseinnahmen

Feld	Bezeichnung	Betrag
99 20 103	Umsatzsteuerfreie, nicht umsatzsteuerbare Betriebseinnahmen sowie Betriebseinnahmen, für die der Leistungsempfänger die Umsatzsteuer nach § 13b UStG schuldet	€ 3.060,23
99 20 112	Umsatzsteuerpflichtige Betriebseinnahmen	€ 34.494,96
99 20 140	Vereinnahmte Umsatzsteuer sowie Umsatzsteuer auf unentgeltliche Wertabgaben	€ 6.554,07

Betriebsausgaben

Feld	Bezeichnung	Betrag
99 25 110	Bezogene Fremdleistungen	€ 1.475,72
99 25 132	Aufwendungen für geringwertige Wirtschaftsgüter nach § 6 Abs. 2 EStG	€ 83,84
99 25 137	Auflösung Sammelposten nach § 6 Abs. 2a EStG	€ 66,62
99 25 150	Miete/Pacht für Geschäftsräume und betrieblich genutzte Grundstücke	€ 600,00
99 25 151	Sonstige Aufwendungen für betrieblich genutzte Grundstücke (ohne Schuldzinsen und AfA)	€ 28,74
99 25 165	Bewirtungsaufwendungen (nicht abziehbar)	€ 7,56
99 25 175	Bewirtungsaufwendungen (abziehbar)	€ 17,65
99 25 183	Übrige unbeschränkt abziehbare Betriebsausgaben	€ 9.013,62
99 25 185	Gezahlte Vorsteuerbeträge	€ 2.039,36
99 25 186	An das Finanzamt gezahlte und ggf. verrechnete Umsatzsteuer (Die Regelung zum 10-Tageszeitraum nach § 11 Abs. 2 Satz 2 EStG ist zu beachten.)	€ 5.173,66
99 25 221	Übernachtungs- und Reisenebenkosten bei Geschäftsreisen des Steuerpflichtigen	€ 325,08
99 25 223	Beiträge, Gebühren, Abgaben und Versicherungen (ohne solche für Gebäude und Kraftfahrzeuge)	€ 287,85
99 25 224	Werbekosten (z. B. Inserate, Werbespots, Plakate)	€ 859,90
99 25 280	Aufwendungen für Telekommunikation (z. B. Telefon, Internet)	€ 425,31

Überschuss: € 23.711,91

Beispiel: Einnahmen-Überschuss-Rechung, mit dem EDV-Programm „Papierkram" erstellt

DIE BUCHHALTUNGSSOFTWARE
DAS VOLLE PROGRAMM

DAS KAPITEL IN DREI SÄTZEN

- Ein Buchhaltungsprogramm gibt dir die Möglichkeit, mit wenig Stress deine Buchhaltung selbst zu erledigen.
- Die Software muss allerdings einige Grundvoraussetzungen erfüllen.
- Über eine sogenannte Schnittstelle (z.B. DATEV) kannst du Daten mit deinem Steuerberatungsbüro ganz leicht austauschen.

MACHEN ODER MACHEN LASSEN?

Eine grundsätzliche Entscheidung in der Selbstständigkeit ist die Frage, ob du dich selbst um deine Buchhaltung kümmerst oder ob du das einem Profi überlässt.

Steuerberater:innen erledigen nämlich nicht nur deine Steuererklärung, sie übernehmen gerne deine komplette Buchhaltung (schön, dass jemandem das Freude bereitet). Grundsätzlich gilt: Wenn du einen beruflichen Hintergrund hast, der dich dafür qualifiziert, kannst du deine Buchhaltung locker selbst erledigen. Oder du kannst dir das nötige Know-how dazu aneignen (deshalb hast du wahrscheinlich dieses Buch gekauft). Vor allem, wenn du nur wenig Yoga unterrichtest, ist ein:e Steuerberater:in für deine Buchhaltung vielleicht auch etwas überdosiert, denn der nimmt unverschämterweise Geld für seine Arbeit (der Frechdachs!). Am Ende ist es mal wieder deine Entscheidung, aber du kannst dich jederzeit umentscheiden und auf professionelle Hilfe verzichten bzw. sie in Anspruch nehmen.

WICHTIG: PROFESSIONELLES WERKZEUG

Hast du schon mal mit einem Wagenheber deine Autoreifen gewechselt? Und im Vergleich dazu gesehen, wie derselbe Vorgang beim Reifendealer auf der Hebebühne vonstatten geht? So ähnlich verhält es sich mit deiner Buchhaltung: Du kannst natürlich alles mit einer selbst gebauten Excel-Tabelle erfassen und verwalten. Oder du nutzt ein Buchhaltungsprogramm, dass dir die Arbeit erleichtert und das Ergebnis höchstwahrscheinlich besser macht. Am Markt gibt es wahrscheinlich mehr Buchhaltungsprogramme als Gottheiten im Hinduismus, und sie leisten alle eigentlich dasselbe.

Ein paar grundsätzliche Kriterien sollte dein Tool aber erfüllen:

- Die Belegerfassung sollte möglichst unkompliziert sein.
- Du solltest cloud-browserbasiert arbeiten können, auch von unterwegs.
- Das Programm sollte dir einen einfachen Überblick über deine Finanzen und eine stressfreie Steuererklärung bieten.
- Es sollten möglichst geringe Anschaffungs-/Nutzungskosten anfallen.

KLARE EMPFEHLUNG – AUS GRÜNDEN

Ein Buchhaltungstool, das all diese Kriterien für die Anwendung in Deutschland erfüllt, ist lexoffice. Es soll hier in erster Linie als Beispiel für Funktionen dienen, die viele andere Anbieter so oder so ähnlich auch im Programm haben:

1. BELEGERFASSUNG NEU GEDACHT

Einscannen des Papierbelegs oder Upload eines PDFs mit automatischer Texterkennung im Programm. Das Scannen geht sogar von unterwegs mit der passenden Mobile-App.

2. ABSCHREIBUNGEN & CO.

Neben den Einnahmen und Ausgaben verwaltet das Tool deine Sachanlagen, also größere Investitionen wie zum Beispiel einen Laptop, und errechnet für dich die Abschreibungen dafür am Jahresende.

3. JAHRESABSCHLUSS EINGEBAUT

Mit deinem Buchhaltungsprogramm erstellst du bei regelmäßiger Belegerfassung in Nullkommanix deine Einnahmen-Überschuss-Rechnung, die du nicht zuletzt als Teil deiner Einkommensteuererklärung (Anlage EÜR) abgeben musst.

4. UMSATZSTEUER LEICHT GEMACHT

Mit lexoffice kannst du (falls notwendig) deine Umsatzsteuervoranmeldung einfach und schnell erstellen. Berechne mit nur einem Klick deine Umsatzsteuer-Zahllast auf Basis der erfassten Belege und übermittle sie über das integrierte ELSTER-Modul an das zuständige Finanzamt.

5. DA, DA, DATEV?

Du sagst WTF?, dein:e Steuerberater:in sagt OMG! Zumindest, sofern er mit DATEV arbeitet (was die meisten Steuerberater:innen tun). Denn du kannst deine in lexoffice erfassten Daten jederzeit über die so genannte DATEV-Schnittstelle (= anerkannter Standard) an dein Steuerberatungsbüro übermitteln. Das ist besonders spannend, wenn du einen Teil der Buchhaltung selbst erledigen und teilweise mit einer/m Steuerberater:in zusammenarbeiten willst.

6. DAS GEHT AUFS GESCHÄFTSKONTO

Mit einem kompatiblen Geschäftskonto verbindest du Buchhaltung und Finanzen und sparst noch mehr Zeit. lexoffice greift dann auf dein Konto zu und gleicht automatisch Kontobewegungen mit deinen erfassten Belegen und erstellten Rechnungen ab.

IHR MÜSST JA NICHT GLEICH HEIRATEN

Egal, welches Tool es am Ende wird: Bei der einmaligen Einrichtung deines Buchhaltungsprogramms solltest du alle nötigen Daten (Steuernummer, Kontodaten usw.) schon bereit haben. Ein Wechsel des Programms ist später natürlich immer möglich, allerdings erst zum Jahreswechsel wirklich sinnvoll.

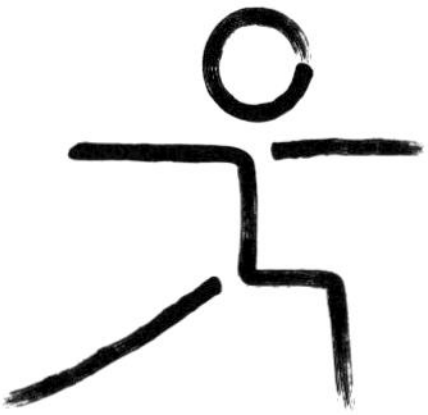

TEIL 3

KOSTEN-RECHNUNG

DIE KOSTENRECHNUNG
DER PREIS DER YOGALIEBE

DAS KAPITEL IN DREI SÄTZEN:

- Die Kostenrechnung (oder auch Kosten-Leistungs-Rechnung) informiert dich darüber, welche Kosten bei deiner Tätigkeit tatsächlich anfallen, und hilft dir, versteckte Kosten zu finden.
- Man unterscheidet fixe und variable Kosten, die entweder unabhängig oder abhängig von der Anzahl der unterrichteten Yogaklassen entstehen.
- Je mehr du unterrichtest, desto günstiger verteilen sich deine Fixkosten auf die einzelnen Yogaklassen und dein Gewinn steigt.

WAS KOSTET DIE WELT?

Wenn du dich schon einmal mit dem Thema Kostenrechnung (oder auch Kosten-Leistungs-Rechnung) auseinandergesetzt hast, weißt du, was jetzt kommt: Du machst alle Fenster auf, besorgst dir einen dreifachen Espresso und drehst die Musik so laut auf, wie es nur geht (ohne dass dein Haustier daran stirbt). Hauptsache nicht einschlafen! Denn diese Fachrichtung ist der Teil des Yogipreneur-Daseins, in dem eine Karriere als Pfandsammler oder Hundefriseur auf einmal wieder relativ attraktiv wird. Einfach lang-wei-lig! Sogar fast so langweilig wie Steuern oder Statistik. Aber leider, leider macht diese ganz spezielle Betrachtungsweise deiner unternehmerischen Tätigkeit als Yogalehrer:in ziemlich viel Sinn. Denn nur, wenn du deine Kosten im Griff hast, kannst du deinen Gewinn optimieren. Und was erstmal klingt wie Monopoly-Kapitalismus auf Speed ist für Yogalehrer:innen, die ohnehin schon nicht zu den Topverdienern gehören, eine nicht zu vernachlässigende Disziplin. Kleiner Spoiler: Wenn man diese wunderbare Disziplin nicht ausführt, kann der tatsächliche Verdienst als Yogalehrer:in äußerst ernüchternd sein und oben genannte Karriere als Pfandsammler oder Hundefriseur noch realistischer werden.

DA KÖNNTE MAN KOSTEN!

Laut gängiger Definition der Betriebswirtschaftslehre beschäftigt sich die Kostenrechnung mit der „betrieblichen Leistungserstellung und den damit verbundenen Kosten". Ach was. Einfach ausgedrückt soll die Kostenrechnung einen Überblick über die Kosten im Unternehmen (das bist in dem Fall du als Yogalehrer:in) geben und so helfen, versteckte Kosten zu finden. Und da wird es spannend. Denn gerade bei Yogalehrer:innen entstehen viele versteckte Kosten.

TYPISCHE VERSTECKTE KOSTEN VON YOGALEHRER:INNEN

1. DEINE KOSTBARE ZEIT

Yogastudios bezahlen ihre Lehrer:innen normalerweise für ihre Zeit. Man erhält vielleicht 50 Euro für eine 90-Minuten-Yogaklasse. Kein schlechter Stundenlohn, oder? Okay, du musst eine halbe Stunde vorher da sein und danach nochmal 15 Minuten aufräumen und warten, bis alle Schüler:innen gegangen sind. Und natürlich fährst du von zuhause eine halbe Stunde ins Studio und wieder zurück. Oh, ganz vergessen: Irgendwann bereitest du deine Yogaklasse auch vor – dafür benötigst du anteilig ebenfalls mindestens 30 Minuten. Und deine Instagram-Stories als Werbung für deinen Unterricht und das Lesen von Fachlektüre zur Fortbildung? Fordern ebenfalls Zeit. Für den Fall, dass du aufgehört hast, mitzuzählen: Für deine 50 Euro (die du ja außerdem noch versteuern musst – kommt später in einem noch langweiligeren Kapitel) hast du mittlerweile vier Stunden Lebenszeit verkauft. Fast ein halber Arbeitstag, gemessen an einer 40-Stunden-Woche.

90 Minuten Yoga-Unterricht
+ 30 Minuten vorher im Studio
+ 15 Minuten danach im Studio
+ 60 Minuten An- und Abfahrt
+ 30 Minuten Vorbereitung der Klasse
+ 15 Minuten Instagram & Co. (Werbung)

240 Minuten (4 Stunden) Arbeitszeit

2. ALLES, WAS DU „SOWIESO SCHON HAST“

Für deinen Yogaunterricht brauchst du eigentlich nicht viel. Eigentlich nur dich und deine geniale Art zu unterrichten. Na gut, vielleicht eine Yogamatte und ein paar nette Klamotten. Aber die hast du ja sowieso schon. Und vielleicht einen Bluetooth-Lautsprecher und ein Spotify-Abo. Hättest du dir aber sonst auch angeschafft. Die Massagelotion und eine Trinkflasche und ein funktionierendes Fahrrad oder eine Monatskarte oder schlaue Yogabücher oder auch noch die 3.000 Euro für dein

Teacher Training. Na klar, das hättest du sonst auch ausgegeben. Und das mag sogar stimmen. Um richtig zu kalkulieren, solltest du all diese Kosten aber berücksichtigen. Denn was ist, wenn irgendwas vorzeitig kaputt geht, weil du es im Yogalehrer-Job so stark beanspruchst? Was ist, wenn du dich nach einigen Jahren mal wieder fortbilden und ein weiteres Teacher Training besuchen willst? Dann hast du bis dahin keinen Cent dieser Kosten eingenommen und das Geld für diese Ausgaben fehlt dir. Und natürlich haben wir Yogalehrer:innen zuhause tolle Yogamatten und -kleidung und überhaupt. Aber kennst du jemanden, der in seinem Bürojob seinen eigenen Schreibtischstuhl und den häuslichen Computer mitbringt?

Das kostet die Welt:

Yogamatte	100 Euro
Yoga-Outfit	120 Euro
Bluetooth-Lautsprecher	60 Euro
Spotify-Abo (monatlich)	10 Euro
Massagelotion (monatlich)	5 Euro
Trinkflasche	10 Euro
Fahrrad/Monatskarte (monatlich)	60 Euro
Yogaliteratur	25 Euro
Teacher Training/Fortbildungen...	
Summe Kosten	

3. STEUERN UND VERSICHERUNGEN

Weitere „beliebte" versteckte Kosten sind die Zahlungen von Steuern oder Beiträgen für Versicherungen. Die fallen meist nur einmal im Jahr an und geraten dann schnell wieder in Vergessenheit (Stichwort: Trauma-Verdrängung...).

NICHT NOCH EIN WEITERES FASS OHNE BODEN

Bevor dein Triple-Espresso aufhört zu wirken: Es gibt außer den versteckten Kosten noch ungefähr eine Million weitere verschiedene Kostenarten, z.B. Zusatzkosten, Anderskosten, Einzelkosten, Gemeinkosten, Fixkosten, variable Kosten, kalkulatorische Kosten und und und. Und wenn du ein größeres Yogastudio betreibst, kann es durchaus Sinn machen, viele verschiedene Kostenarten zu analysieren. Als Solo-Yogalehrer:in interessiert dich das aber nicht die (Espresso-)Bohne. Wir kratzen der Einfachheit halber nur an der Oberfläche und unterscheiden lediglich zwei Kostenarten: Fixkosten und variable Kosten.

FIXKOSTEN

Alle Kosten, die innerhalb eines bestimmten Zeitraums (z.B. pro Monat) gleich bleiben, bezeichnet man als Fixkosten. Bei Yogalehrer:innen gehören dazu Transportkosten, wie die Monatskarte, oder auch Versicherungen oder Abonnements (z.B. Spotify oder ähnliches).

VARIABLE KOSTEN

Variable Kosten sind alle Kosten, die sich mit deinem Beschäftigungsgrad ändern. Also in erster Linie deine Arbeitszeit, aber auch Dinge, die sich abnutzen (zum Beispiel Klamotten) oder pro Klassen anfallen (zum Beispiel Einzelkarten für die U-Bahn oder Parkgebühren).

UND JETZT DAS ZAUBERWORT

Das Zauberwort heißt **Fixkostendegression.** Klingt erstmal wieder wie etwas, bei dem dein Hautarzt die extralangen Handschuhe anzieht und Minderjährige aus dem Raum schickt. Ist aber ganz schnell erklärt: Je stärker die Fixkosten verteilt werden, desto rentabler wird die einzelne Einheit. Für Yogalehrer:innen bedeutet das: Je mehr Klassen du unterrichtest, desto geringer ist der Anteil der Fixkosten pro Klasse. Und desto mehr Gewinn bleibt für dich am Ende pro Klasse übrig.

EIN KURZES RECHENBEISPIEL:

Du gibst im Monat 20 Euro für eine notwendige Versicherung aus (zum Beispiel Berufshaftpflicht). Wenn du nur einmal pro Monat unterrichtest, musst du mindestens 20 Euro verdienen, nur um diese eine Versicherung zu bezahlen. Unterrichtest du zehn Mal, verteilen sich die (fixen) Kosten für die Versicherung (20 Euro) auf diese zehn Unterrichtseinheiten, und du bist in jeder Klasse für 2 Euro versichert. Das erhöht folglich deinen relativen Gewinn in jeder einzelnen Unterrichtsstunde. Um auf das Thema Arbeitszeit im Zusammenhang mit Kosten zu kommen: Wenn du beispielsweise zwei Stunden hintereinander im selben Studio unterrichtest, sparst du dir einmal die An- und Abfahrt. Und erhöhst so noch einmal deinen Stundenlohn.

TEIL 4

STEUERN

DIE KLEINUNTERNEHMER-REGELUNG *ES GEHT AUCH EINFACH*

DAS KAPITEL IN DREI SÄTZEN:

- Sogenannte „Kleinunternehmer“ haben steuerlich wesentlich weniger Verwaltungsaufwand.
- Kleinunternehmer in Deutschland ist, wer im Vorjahr weniger als 22.000 und im laufenden Kalenderjahr weniger als 50.000 Euro Umsatz macht.
- Wer viele Umsätze mit Privatpersonen macht, hat durch die Kleinunternehmerregelung einen Wettbewerbsvorteil.

IMMER AUF DIE KLEINEN?

Obwohl man auch beleidigt sein könnte, wenn man als „Kleinunternehmer:in“ bezeichnet wird, sollte man sich freuen, wenn das Finanzamt einen so betrachtet. Denn Kleinunternehmen können selbst entscheiden, ob sie Umsatzsteuer abführen wollen oder nicht.

WAS BRINGT MIR DAS?

Auf diese Weise kannst du dir einen großen Aufwand ersparen: Die lästigen Umsatzsteuervoranmeldungen, die regelmäßig ans Finanzamt geschickt werden müssen, entfallen für dich.

COOL. UND WER DARF SICH KLEINUNTERNEHMER NENNEN?

Alle, deren Umsatz „im vorangegangenen Kalenderjahr 22.000 Euro nicht überstiegen hat und im laufenden Kalenderjahr 50.000 Euro voraussichtlich nicht übersteigen wird“. (§ 19 Umsatzsteuergesetz, Stand 2021)

UND WAS IST DER NACHTEIL?

Im Umkehrschluss zum Wegfall der Umsatzsteuer auf deinen Rechnungen (brutto = netto) kannst du auch keine Vorsteuer von deinen Ausgaben abziehen. Heißt konkret: Deine Leistungen werden für Privatkunden günstiger (Geschäftskunden wie zum Bespiel Yogastudios führen normalerweise Vorsteuer ab, für sie macht es also keinen Unterschied). Dafür werden Anschaffungen für dich NICHT günstiger (weil du die die Vorsteuer voll bezahlen und nicht abziehen kannst).

WIR MÜSSEN ALLE STERBEN!

Und wir müssen alle Steuern zahlen.
(frei nach Benjamin Franklin)

OKAY. WER SOLLTE DIE KLEINUNTERNEHMERREGELUNG ANWENDEN?

- Alle, die ihren Verwaltungsaufwand klein halten wollen und das Umsatzkriterium erfüllen.
- Alle, die verhältnismäßig geringe geschäftliche Ausgaben haben (weil sie der Vorsteuerabzug dann nicht wirklich tangiert).
- Alle, die in erster Linie Privatkunden haben (weil ihre Leistung dann für diese günstiger ist).

UND WO KANN ICH DAS BEANTRAGEN BZW. ÄNDERN?

Überraschung: Beim Finanzamt natürlich. Bei der Neugründung ist es am einfachsten: Im Fragebogen zur steuerlichen Erfassung (digital via ELSTER siehe Kapitel „Formulare & Behördengänge", S. 23) gibst du an, ob du Kleinunternehmer:in bist oder nicht.

Wenn du schon eine Weile im Geschäft bist, genügt ein formloses Schreiben an dein Finanzamt (Steuernummer im Betreff nicht vergessen), zum Beispiel:

Sehr geehrte Damen und Herren,

Im vergangenen Jahr betrug mein Umsatz XXX Euro, für dieses Jahr rechne ich ungefähr mit demselben Betrag. Darum möchte ich ab dem kommenden Kalenderjahr mit allen Rechten und Pflichten als Kleinunternehmer betrachtet werden und entsprechend von der Abgabe von Umsatzsteuervoranmeldungen und -erklärungen befreit werden.
Bitte bestätigen Sie mir zeitnah, dass ich ab dem nächsten Jahr meine Rechnungen entsprechend ausstellen kann.

Mit freundlichen Grüßen
[Dein Name]

GANZ OFFIZIELL: DER HINWEIS AUF DER RECHNUNG

Für den Fall, dass du die Kleinunternehmerregelung anwendest, müssen alle deine Rechnungen folgenden Hinweis enthalten:

Gemäß §19 UStG ist in dem ausgewiesenen Betrag auf dieser Rechnung keine Umsatzsteuer enthalten.

Bei der genauen Wortwahl hast du etwas Spielraum, aber so oder so ähnlich ist das eine gesetzliche Pflichtangabe.

DIE UMSATZSTEUER
ENDLICH VERSTÄNDLICH

Lebenszeit gewinnen: *Wenn du (steuerlich betrachtet) Kleinunternehmer:in bist und auf das Abführen der Umsatzsteuer verzichtest, kannst du dieses Kapitel gerne überblättern. Zeit ist Geld!*

DAS KAPITEL IN DREI SÄTZEN:

- Umsatzsteuer, Vorsteuer oder Mehrwertsteuer sind im Prinzip dasselbe.
- Wenn du umsatzsteuerpflichtig bist, bezahlst du nur auf deinen Gewinn Umsatzsteuer.
- Wenn du Verluste machst, erstattet das Finanzamt dir unter Umständen die Umsatzsteuer.

DAS FEHLENDE KAPITEL IN DER BHAGAVAD GITA

Eigentlich könnte die Umsatzsteuer sehr gut einem indischen Helden-Epos entstammen. Denn sie kommt mit gleich drei Namen daher: Einmal heißt sie Umsatzsteuer (USt.), dann wieder Mehrwertsteuer (MwSt.) und manchmal wird sie auch Vorsteuer (VSt.) genannt. Nicht nur das ist geradezu fabelhaft: Mit dem Finanzamt sitzt eine vielarmige unsichtbare Macht dahinter, die permanent nach deinem Portemonnaie greift. Weil die Umsatzsteuer jetzt schon so wunderbar yogisch anmutet, soll sie auch mit einem Gleichnis aus der Yogawelt erklärt werden:

DER WEISE MAHARADSCHA ODER: DIE ERFINDUNG DER UMSATZSTEUER

Im alten Indien lebte einst ein weiser König. (Vielleicht sogar ein Maharadscha? Das ist aber eigentlich egal, denn die Geschichte ist frei erfunden.) Jedenfalls ging diesem weisen Mann beim Regieren so langsam die Kohle aus und er beschloss, sein Volk zu schröpfen. Daher verfügte er: Von allem Geld, das man in seinem Reich verdiene, müsse man ihm den Zehnten abtreten. Weil er aber ein weiser König war, der Aufstände und Attentate nach Möglichkeit vermied, verfügte er auch: Von allem Geld, das für geschäftliche Zwecke in seinem Reich ausgegeben würde, würde er den jeweils Zehnten erstatten. Zur Berechnung dieser Schuld oder des Guthabens beim König/Maharadscha musste fortan jeder Kaufmann oder Handwerker jeden Monat seine Einnahmen und Ausgaben gegenüberstellen und an den König schicken. Und wenn sie nicht gestorben sind, dann füllen sie noch heute die Formulare für die Umsatzsteuervoranmeldungen aus.

UND SO FUNKTIONIERT DAS UMSATZSTEUERSYSTEM IN DER PRAXIS:

Die Yogastudios, für die du arbeitest, bezahlen an dich zusätzlich zu deinem Honorar Umsatzsteuer.

EINNAHME HONORAR:

Honorar	500 Euro
zzgl. USt. (19 %)	95 Euro
Rechnungsbetrag	**595 Euro**

Wenn du etwas für deinen Job als Yogalehrer:in kaufst (beispielsweise eine Yogamatte), bezahlst du dem Händler Umsatzsteuer (hier heißt sie dann für dich aber Vorsteuer).

ANSCHAFFUNG YOGAMATTE:

Kosten Yogamatte netto	100 Euro
zzgl. Vorsteuer/USt. (19 %)	19 Euro
Rechnungsbetrag	**119 Euro**

Von der an dich überwiesenen Umsatzsteuer ziehst du am Ende die von dir bezahlte Vorsteuer ab und überweist die Differenz ans Finanzamt.

Eingenommene Umsatzsteuer	95 Euro
Abzgl. bezahlte Vorsteuer	- 19 Euro
Differenz	**76 Euro**

Du bezahlst also 76 Euro Umsatzsteuer ans Finanzamt. Wenn in einem Monat mal die Vorsteuer über der Umsatzsteuer liegt (du also mehr ausgegeben als eingenommen hast), teilst du das ebenfalls dem Finanzamt mit und es überweist dir die (negative) Differenz zurück.

WARUM GIBT ES ZWEI VERSCHIEDENE UMSATZSTEUERSÄTZE?

Die normale Umsatzsteuer beträgt in Deutschland 19 % (Stand 2021). Einige Produkte sind hiervon jedoch ausgenommen und werden mit einem reduzierten Satz von 7 % besteuert: Bücher und Zeitschriften gehören dazu und sogenannte Grundnahrungsmittel. Das soll einkommensschwache Menschen entlasten und ist an sich eine gute Sache. Außerdem gibt es Leistungen, die komplett von der Umsatzsteuer befreit sind. Keine Umsatzsteuer fällt beispielsweise auf deine Rechnungen an Empfänger im Ausland an.

WIE BERECHNE ICH DIE UMSATZSTEUER?

Wenn du umsatzsteuerpflichtig bist (vgl. „Kleinunternehmerregelung"), musst du die Umsatzsteuer zusätzlich zu deinem Honorar berechnen und das auch so auf die Rechnung schreiben. Falls du ein Buchhaltungsprogramm benutzt (und das solltest du), geschieht das höchstwahrscheinlich automatisch.

Honorar für Yogaunterricht	100 Euro
zzgl. 19 % USt.	19 Euro
Summe	**119 Euro**

WAS IST DER UNTERSCHIED ZWISCHEN SOLL- UND IST-BESTEUERUNG?

Grundsätzlich hat man als Unternehmer:in die Wahl zwischen Soll- und Istbesteuerung (das Finanzamt fragt das im Rahmen der steuerlichen Beurteilung ab). Die Sollversteuerung ist die "Besteuerung nach vereinbarten Entgelten", die Istversteuerung die "Besteuerung nach vereinnahmten Entgelten". Oder einfach formuliert: Bei der Sollversteuerung wird die Umsatzsteuer bei Rechnungsstellung fällig, bei der Istversteuerung erst beim tatsächlichen Zahlungseingang.

IN WELCHEM FALL HEISST DAS JETZT MEHRWERTSTEUER?

Seit 1968 (das Jahr, in dem die Beatles nach Indien gingen!) werden bei der Berechnung der Umsatzsteuerzahllast die Einnahmen mit den Ausgaben verrechnet. Unternehmen müssen also nur den erwirtschafteten Mehrwert versteuern, daher die etwas umgangssprachliche Bezeichnung „Mehrwertsteuer". Umsatz- und Mehrwertsteuer sind also nur zwei Worte für dasselbe.

DIE UMSATZSTEUER-VORANMELDUNG

STEUERN EVERY DAMN MONTH

Lebenszeit gewinnen: *Wer als Kleinunternehmer:in von der Umsatzsteuerpflicht befreit ist, kann hier mal wieder weiterblättern und vielleicht ein Tässchen Yogi-Tee genießen.*

DAS KAPITEL IN DREI SÄTZEN:

- Wer (voraussichtlich) mehr als 7.500 Euro Umsatzsteuer jährlich ans Finanzamt zu zahlen hat muss jeden Monat seine Umsätze melden und die entsprechende Umsatzsteuer abführen.
- Wer weniger verdient, muss nur alle drei Monaten melden und abführen.
- Mit einem Buchhaltungsprogramm ist die Umsatzsteuer-Voranmeldung ganz einfach zu bewältigen.

EINE ÜBUNG IN DEMUT

Die Umsatzsteuervoranmeldung ist eine Übung in Demut. Eine Meditation, eine wahre Lebensabschnittsabrechnung. Ein Punkt, an dem du zwangsläufig wieder klar sehen wirst, auch wenn die Wochen oder Monate davor noch so turbulent waren. Und eine gute Möglichkeit, dein Business unter Kontrolle zu halten. Denn unter Umständen bist du verpflichtet, in regelmäßigen Abständen eine solche Erklärung abzugeben. Warum? Weil das Finanzamt nicht ein ganzes Jahr auf deine hart verdiente Kohle warten will. Würdest du erst nach einem Jahr die Umsatzsteuer abführen, entgingen Vater Staat einiges an Zinsen und er minimiert durch die unterjährigen Zahlungen das Risiko einer Insolvenz deinerseits (kann ja mal vorkommen). Für dich ist das gut, weil du hin und wieder mal checkst, ob du überhaupt Geld verdient hast (gute Idee!) und du nicht am Jahresende spontan relativ viel Geld auf einmal ans Amt überweisen musst (und dadurch insolvent gehst, siehe oben).

NA GUT. WIE OFT MUSS DAS SEIN?

Bis (vorerst) 2026 gilt in Deutschland: Wer weniger als 7.500 Euro Umsatzsteuer pro Jahr abzuführen hat, kann die Erklärung vierteljährlich abgeben. Das Finanzamt legt das im Normalfall automatisch aufgrund der Angaben im „Fragebogen zur steuerlichen Erfassung“ (siehe Kapitel Formulare & Behördengänge, S. 23) so fest.

UND WIE LÄUFT DAS AB?

Die Umsatzsteuervoranmeldung wird in Deutschland ausschließlich digital abgegeben (Ausnahmen gibt es nur im Härtefall, den du hoffentlich nicht erfüllst). Das geht entweder direkt über dein Buchhaltungsprogramm oder über das Steuer-Portal ELSTER. In beiden Fällen benötigst du normalerweise ein so genanntes ELSTER-„Zertifikat" (= eine Art Sicherheitsdatei), das du vorab über das ELSTER-Portal (www.elster.de) beantragen musst. Wahrscheinlich hast du das aber schon im Rahmen der „steuerlichen Erfassung" getan. Das Meldeformular für die Umsatzsteuer an sich umfasst zum Glück nur zwei Seiten, in die du deine Basisdaten (Name, Adresse, Steuernummer – wird in den meisten Fällen automatisch gespeichert) und die Höhe deiner Einnahmen und Ausgaben zu den verschiedeneren Steuersätzen eingibst (in Klammern steht nachfolgend jeweils die korrespondierende Kennzahl im Formular, Stand 2021):

1. DEINE EINNAHMEN

Steuerfreie Umsätze ohne Vorsteuerabzug (48)

- zum Beispiel Auslandsumsätze oder Rechnungen von Kleinunternehmer:innen

Steuerpflichtige Umsätze zum Steuersatz von 19 Prozent (81)

- zum Beispiel deine Rechnungen an Yogastudios

2. DEINE AUSGABEN

Vorsteuerbeträge aus Rechnungen von anderen Unternehmen (ohne Kleinunternehmen) (66)

- zum Beispiel eine neue Yogamatte

3. SUMME

Verbleibende Umsatzsteuer-Vorauszahlung beziehungsweise verbleibender Überschuss (83)

- also deine Schulden oder dein Guthaben beim Finanzamt

GEHT DAS AUCH EINFACHER?

Klar. Ein Buchhaltungsprogramm spuckt Voranmeldungen und Erklärungen automatisch aus - wenn du alle Rechnungen und Belege korrekt erfasst hast.

UND WENN ICH DIE UMSATZSTEUERVORANMELDUNG MAL VERGESSE?

Keine Sorge, das Finanzamt vergisst dich bestimmt nicht. Und es ist sogar so nett, dich schriftlich daran zu erinnern. Allerdings kann es sein, dass du für diesen Service einen kleinen Verspätungszuschlag (in Deutschland ab 25 Euro aufwärts) bezahlen musst.

WAS MACHE ICH, WENN ICH NACHTRÄGLICH EINEN BELEG FINDE, DEN ICH NOCH NICHT ERFASST HABE?

Auch das ist kein Problem. Am Ende des Jahres machst du nach den ganzen Voranmeldungen noch einmal die „richtige" Umsatzsteuererklärung. Die Summe darin kann durchaus von der Summe der Voranmeldungen abweichen. Allerdings sollte die Differenz nicht zu groß sein, sonst kommt es zur Steuerprüfung. Und noch einmal: Die willst du nicht.

DIE STEUERERKLÄRUNG
SO BESIEGST DU SIE

DAS KAPITEL IN DREI SÄTZEN:

- Bis zum 31. Juli des Folgejahres musst du im Normalfall deine Einkommensteuererklärung abgeben.
- Klar im Vorteil ist, wer das gut vorbereitet, zum Beispiel durch eine sinnvolle Belegablage.
- Ein spezielles Programm macht die Einnahmen-Überschuss-Rechnung wesentlich einfacher.

WELCHER TYP BIST DU?

Es gibt zwei Arten von Menschen: Die einen gehen unangenehme Dinge direkt an, um sie aus der Welt zu schaffen. Zum Beispiel die jährlich zu erstellende Einkommensteuererklärung. Pünktlich Mitte Januar werden da die säuberlich vorsortierten Belege und Unterlagen zurechtgelegt, alles in die Steuersoftware eingehackt und das Ding rausgehauen. Einfach so erledigt und wieder ein Jahr Ruhe.

Bei den anderen Menschen beginnt dieser Vorgang Ende Juli mit der Bitte um Fristverlängerung (geht ganz formlos per Brief ans Finanzamt, wenn beispielsweise noch „wichtige Unterlagen fehlen"). Ende Oktober, wenn die verlängerte Frist abläuft, fällt dann auf, dass die notwendigen Belege weder gesammelt noch vorsortiert sind. Und eigentlich nicht mal wirklich auffindbar. Und dann erst diese Flut von Feldern, die man im Steuerprogramm auszufüllen hat, ohne dabei einzuschlafen oder komplett auszurasten. Wahnsinn!

PROFI-TIPP

Wenn du deine Einkommensteuererklärung von einem Steuerberatungsbüro anfertigen lässt, gilt automatisch der letzte Februartag des übernächsten Jahres als Fristende.

Für dich gibt es also drei Alternativen:

1. Du gehörst zu Gruppe 1 und bist ein:e Steuerstreber:in (Glückwunsch).
2. Du gehörst zu Gruppe 2, hast aber eine:n Steuerberater:in (Glückwunsch).
3. Du gehörst zu Gruppe 2 und machst dich ab sofort auf den Weg, bald zu Gruppe 1 zu gehören (viel Glück).

TIPPS UND TRICKS ZUR EINKOMMENSTEUERERKLÄRUNG

1. BELEGE RICHTIG ABLEGEN

Sammle ALLE Belege für Einnahmen und Ausgaben, die irgendwas mit deiner Tätigkeit zu tun haben können, zum Beispiel

- von dir gestellte Rechnungen an Yogastudios
- Belege für Yogakleidung und Zubehör
- Quittungen für Reisekosten zu Yogafestivals
- Arzt- und Therapierechnungen bei beruflich verursachten Verletzungen
- Rechnung deiner Berufshaftpflichtversicherung etc.

Benutze zum Sammeln EINEN zentralen Ort (Hefter/Schublade oder ähnliches.) bzw. einen Ordner auf deinem PC.

Packe Steuerbescheide aus dem Vorjahr ebenfalls in diese Sammlung.

Wenn du deine Buchhaltung selbst machst, hast du alle Belege wahrscheinlich schon erfasst und erstellst eine Einnahmen-Überschuss-Rechnung zur Gewinnermittlung (siehe Kapitel EÜR, S. 53).

PROFI-TIPP

Du musst deine Belege übrigens nicht mit der Steuererklärung ans Finanzamt schicken, solltest sie aber für eine eventuelle Steuerprüfung zehn Jahre aufbewahren (am besten digital).

---

2. EIN STEUER-PROGRAMM VERWENDEN

Spezielle Programme führen dich Schritt für Schritt durch die Einkommensteuererklärung.Sie erkennen die meisten Fehler und/oder Unregelmäßigkeiten, bevor du die Erklärung abschickst. Und: Natürlich kannst du die Kosten für die Software steuerlich absetzen. Eine so genannte Win-Win-Situation.

3. DATEN AUS DEM VORJAHR ÜBERNEHMEN

Wenn du ein Steuerprogramm benutzt oder deine Steuererklärung in Deutschland über das ELSTER-Portal des Finanzamts erstellst, kannst du deine eingegebenen Daten aus dem Vorjahr verwenden und automatisch erneut einsetzen lassen. Das spart richtig viel Zeit und Nerven!

LASS DICH NICHT VERRÜCKT MACHEN

Es ist eigentlich wie in der Yogapraxis: Was man nicht kann, lernt man durch regelmäßige Praxis, kleine Fehler sind immer erlaubt. Eine Einkommensteuererklärung ist ja an sich schon verrückt genug. Nimm dir also genug Zeit dafür und frag im Zweifelsfall einen Experten. Zum Beispiel das Finanzamt. Dort kann man nämlich auch anrufen und bekommt meistens eine richtig gute Antwort auf all die Fragen, die sie dort sowieso jeden Tag beantworten müssen. Du bist mit diesem Mist also nicht allein da draußen. Allerdings wird dir das Amt die Arbeit trotzdem nicht abnehmen.

DO YOUR STEUER-ERKLÄRUNG AND ALL IS COMING.

Frei nach Sri. K. Pattabhi Jois

DIE ANLAGE EÜR *STRICH DRUNTER*

DAS KAPITEL IN DREI SÄTZEN:

- Mit der Anlage EÜR ermittelst du am Jahresende deinen Gewinn/Verlust fürs Finanzamt.
- EÜR steht für „Einnahmen-Überschuss-Rechnung".
- Eine gute Buchhaltungs-Software oder – noch besser – ein:e Steuerberater:in sind hier eine wertvolle Hilfe.

JEDEM ANFANG WOHNT EIN ENDE INNE

„Jahresabschluss" ist ein Wort, das dazu verleitet, sich erst am Jahresende darum zu kümmern. Es gibt auch deutlich Besseres zu tun eigentlich. Am besten wäre es aber trotzdem (wirklich!), wenn du jeden Monat brav deine Belege in ein Buchhaltungsprogramm eingibst. Eventuell musst du das sowieso machen, weil das Finanzamt regelmäßige Umsatzsteuervoranmeldungen von dir will. Aber auch, wenn du davon als Kleinunternehmer:in befreit bist: Gib die verdammten Belege jeden Monat einmal ein. Denn so behältst du den Überblick über deine finanzielle Lage und sparst dir Zeit bei der Einkommensteuererklärung am Jahresende (falls du diese selbst erledigen willst/musst).

Egal, wie du es tust – im besten Fall spuckt dein Buchhaltungsprogramm für dich ein magisches Dokument aus, nämlich die Einnahmen-Überschuss-Rechnung (siehe gleichnamiges Kapitel, S. 53). Deren Ergebnis (Gewinn/Verlust) trägst du an entsprechender Stelle in deine Einkommensteuererklärung ein und fertig. Ooooom.

Etwas weniger Om, aber eigentlich auch kein Drama ist die „Anlage EÜR" als Teil deiner Einkommensteuererklärung. Die geben Freiberufler, egal ob Kleinunternehmer:in oder nicht, als Jahresabschluss beim Finanzamt ab. In Deutschland nur noch elektronisch, außer in ganz seltenen Härtefällen. Der Inhalt des Formulars erklärt sich eigentlich von selbst:

deine Einnahmen
- deine Ausgaben

= dein Überschuss

DIE ANLAGE EÜR IM ÜBERBLICK

Diese Dinge gibst du bei der Anlage EÜR neben deinen Basisdaten wie Name usw. ein (korrespondierendes Formularfeld-Nr. in Klammern, Stand 2021):

- Deine Einnahmen als Kleinunternehmer:in (111) oder Unternehmer:in (112)
- Die vereinnahmte Umsatzsteuer, falls vorhanden (140)
- Die Umsatzsteuererstattung des Finanzamts, falls vorhanden (141)
- Deine Ausgaben für beispielsweise Raummiete (150), Handy (280) oder Arbeitsmittel wie Yogamatten (229)
- Übernachtungs- und Reisenebenkosten, zum Beispiel bei Festivalbesuchen oder Fortbildungen (221)
- Die Absetzung für Abnutzung (AfA, siehe Kapitel „Abschreibungen", S. 42) (130)
- Aufwendungen für dein häusliches Arbeitszimmer (Zeile 70)

Auf Seite 3 erfolgt dann die tatsächliche Gewinnermittlung, wo du Einnahmen und Ausgaben gegenrechnest.

Die vierte Seite (Angaben zu Einlagen etc.) kannst du im Normalfall ignorieren. Wenn nicht, weißt du das.

UND: GESCHAFFT!

Mit diesen Angaben solltest du in der Lage sein, eine „durchschnittliche" EÜR selbst ins entsprechende Formular einzutragen. Aber Achtung: Die Zeilennummern können sich auch mal ändern. Das Beste ist, dass du das Formular – wenn du es einmal erfolgreich bewältigt hast – jedes Jahr als Vorlage kopieren kannst. Aber: In Spezialfällen frage auch hier am besten eine:n Steuerberater:in (siehe Kapitel „Steuerberater:in", S. 87).

DIE ANLAGE S
THE G'WINNER TAKES IT ALL

DAS KAPITEL IN DREI SÄTZEN:

- Freiberufler:innen geben ihre Einkünfte aus selbstständiger Arbeit in der Einkommensteuer an.
- Der in der Einnahmen-Überschuss-Rechnung ermittelte Gewinn wird dafür in der so genannten Anlage S eingetragen.
- Dort werden gegebenenfalls noch Einkünfte aus anderen freiberuflichen Tätigkeiten erfasst.

GUTE ANLAGEMÖGLICHKEIT

Okay, „Möglichkeit" hier leicht untertrieben – du MUSST die Anlage S natürlich mit deiner Einkommensteuererklärung einreichen, wenn du freiberuflich Yoga unterrichtest. Denn in der Anlage S der Steuererklärung werden deine Einkünfte aus selbstständiger Arbeit erfasst.

ABER ICH DACHTE, DAS PASSIERT BEREITS IN DER ANLAGE EÜR?

Ja. Und nein. In der Anlage EÜR (siehe Kapitel „Anlage EÜR", S. 81) ermittelst du deinen Gewinn und machst transparent, wie du auf dieses Ergebnis kommst. So kann das Finanzamt feststellen, ob da „Unregelmäßigkeiten" vorliegen und mal höflich nachfragen. In der genannten Anlage S (wird man eigentlich zum Roboter, wenn man solche Ausdrücke zu oft verwendet?) wird das Ergebnis dieser EÜR erfasst. Und möglicherweise noch das Ergebnis einer weiteren EÜR, falls du mehrere freiberufliche Tätigkeiten ausübst (was nicht besonders unwahrscheinlich ist, wenn du beispielsweise nebenbei noch als Buchautor arbeitest).

OKAY. WAS MUSS ICH TUN?

Im Gegensatz zur Anlage EÜR ist die Anlage S geradezu ein Spaziergang. An einem milden Sommertag. Am Strand. Mit deinem Lieblingsmenschen. Und mit Snacks. Also: Als Yogalehrende:r füllst du im Normalfall lediglich diese Felder aus:

- Name
- Vorname
- Steuernummer
- Gewinn als Einzelunternehmer

2019

1	Name: Meinhof		**Anlage S**
2	Vorname: Thomas		Jeder Ehegatte / Lebenspartner mit Einkünften aus selbständiger Arbeit hat eine eigene Anlage S abzugeben.
3	**Steuernummer**		☐ stpfl. Person / Ehemann / Person A ☐ Ehefrau / Person B

Einkünfte aus selbständiger Arbeit — **Für jeden Betrieb ist zusätzlich eine Bilanz oder – soweit keine Bilanz erstellt wird – eine Anlage EÜR elektronisch zu übermitteln.**

Gewinn (ohne die Beträge in den Zeilen 31, 35 und 40; bei ausländischen Einkünften: Anlage AUS beachten) — 22

			EUR
	aus freiberuflicher Tätigkeit (genaue Berufsbezeichnung oder Tätigkeit)		
4	Yogalehrer	100/300	23.711 ,–
	aus einer weiteren freiberuflichen Tätigkeit (genaue Berufsbezeichnung oder Tätigkeit)		
5		101/301	,–
	lt. gesonderter Feststellung (Finanzamt und Steuernummer)		
6		110/310	,–
	aus Beteiligung (Gesellschaft, Finanzamt und Steuernummer) 1. Beteiligung		
7		120/320	,–
	aus allen weiteren Beteiligungen		

Also lediglich die ersten fünf Zeilen des Formulars (das du natürlich nur noch elektronisch ans Amt übermitteln kannst – Härtefälle ausgeschlossen). Und damit ist die Anlage S wahrscheinlich das BEST STEUERFORMULAR EVER!

KARMA-CONTENT

5 Sitzhaltungen für Büro-Yogis

Manchmal sitzen Yogalehrende etwas länger. Bei der Morgenmeditation. Oder an der Steuererklärung. Ganz gleich, was dich am Boden hält: Du solltest eine stabile Haltung finden, um Bodenhaftung zu bewahren. Hier findest du dafür die gängigsten Sitzpositionen im Yoga.

1. SUKHASANA – DER SCHNEIDERSITZ
Hinsetzen, Beine vor dem Körper kreuzen und die Knie seitlich Richtung Boden bringen.

Warum sollte man so sitzen?
Weil's bequem ist.

2. SIDDHASANA – DER VOLLKOMMENE SITZ
Du bringst eine Ferse unter den Punkt zwischen Penis und Anus (Mann) bzw. den hinteren Teil der Vulva (Frau). Die andere Ferse bringst du nun von vorne ans Schambein, beide Füße liegen jetzt mehr oder weniger aufeinander. Je nach deiner Anatomie sind das aber nur ungefähre Angaben, so ähnlich solltest du aber auf deiner Matte zum Sitzen kommen. Wenn die Beine dabei voreinander liegen, handelt es sich um die Variante Muktasana.

Warum sollte man so sitzen?
Weil es eine wirklich gute Haltung für Meditation und Atemübungen ist. Und für die Steuererklärung.

3. VAJRASANA – DER FERSENSITZ
Setze dich mit den Pobacken auf deine Fersen und lasse Ober- und Unterschenkel einander berühren.

Warum sollte man so sitzen?
Vajrasana soll die Verdauung positiv beeinflussen und hat angeblich Einfluss auf den energetischsten Punkt im Körper, Kanda, in der Mitte deines Bauches. Außerdem ist der Fersensitz eine gute Alternative, wenn du (zum Beispiel. wegen einer Verletzung) nicht mit gekreuzten Beinen sitzen kannst.

KARMA-CONTENT

4. VIRASANA – DER HELDENSITZ

Komm auf deine Knie und Fußspanne und bring die Knie zueinander. Zehen und Füße zeigen gerade nach hinten, zwischen den Füßen ist gerade genug Platz für den Po. Zieh mit den Daumen die Waden weg von den Kniekehlen und setze dich zwischen deinen Füßen auf den Boden (oder einen Block). Lege die Hände auf die Knie und weite den Brustkorb.

Warum sollte man so sitzen?

Der Heldensitz gibt Mut, Stärke und Ausdauer und bringt massive Entspannung für die Beine. Außerdem verbessert er die Beweglichkeit von Fuß-, Knie- und Hüftgelenk sowie die Durchblutung von den Beinen. Angeblich hilft Virasana auch gegen Müdigkeit, das kann ich allerdings nicht wirklich bestätigen.

5. PADMASANA – DER LOTUSSITZ

Setze dich im Schneidersitz auf den Boden (gerne mit dem Po auf einer Unterlage) und bringe mit der Hand den Fußspann des vorderen Beins von oben auf den gegenüberliegenden Oberschenkel. Nun bist du im halben Lotus. Um in den ganzen Lotus zu gelangen, bring nun mit Hilfe deiner Hand den anderen Fußspann auf den freien Oberschenkel. Willkommen im Guru-Modus.

Warum sollte man so sitzen?

Padmasana ist perfekt für die Meditation. Du sitzt äußerst stabil und kompakt, die Wirbelsäule kann sich optimal aufrichten. Achte beim Üben von Padmasana aber ganz besonders auf die Signale deines Körpers und geh' nur soweit, wie er es ohne Schmerzen zulässt.

STEUERBERATER:IN
DEIN NEUER GURU

DAS KAPITEL IN DREI SÄTZEN:

- Steuerberater:innen können sich nicht nur um deine Steuern, sondern um die komplette Buchführung kümmern.
- Dafür musst du ihnen lediglich am Monatsende all deine gesammelten Belege schicken.
- Dieser Service kostet natürlich Geld, bringt dir aber jede Menge Zeit und Nerven für die wirklich wichtigen Dinge. Zum Beispiel deine eigene Yogapraxis.

EINE MISCHUNG AUS JAMES BOND UND BRIEFMARKEN-SAMMLER:IN

Steuerberater:innen sind erst mal nicht die coolsten Säue an der Bar (oder auf der Yogamatte). Obwohl sie es eigentlich sein sollten. Denn sie machen Dinge gut und gerne, für die die meisten Leute weder Motivation noch Qualifikation besitzen. Also so ähnlich wie Testpiloten, Hirnchirurgen oder der Typ, der dein verstopftes Klo wieder richtet. Das schlechte Image von Steuerberater:innen (mein Bruder wurde sogar mal als Steuerberater:in beschimpft, obwohl er gar keiner ist) rührt wahrscheinlich vom irreführenden Namen und den damit verbundenen Negativ-Emotionen. Das Wort „Steuern" löst bei uns Menschen ungefähr dieselben Emotionen wie „Tumor", „Alkoholkontrolle" oder „Inkontinenz" aus. Brrrrr. Aber klar, der Steuerberater:in (oder die Steuerberater:inin) berät natürlich in Sachen Steuern. Und dazu gehört auch die allseits beliebte Einkommensteuererklärung, an der Otto Normalyogi jeden Sommer verzweifelt. Es ist übrigens sogar mit einem Diplom in Betriebswirtschaft eine Herausforderung, sich durch diese endlose kryptische Formularwelt zu kämpfen. Und am Ende hat man nie das Gefühl, alles richtig gemacht zu haben.

ER/SIE REGULIERT – DU MEDITIERST

Neben der fachgerechten Formularbefüllung für die Piraten vom Finanzamt verfügt dein:e Steuerberater:in aber noch über viele weitere Superkräfte. Unter anderem bieten die meisten einen netten kleinen Service an, der sich Buchhaltung nennt. Und wer das einmal herausgefunden hat, altert nur noch halb so schnell. Ja, es ist wahr: Es gibt Menschen, die dir deine übelsten, meist gehassten Aufgaben abnehmen und sie höchstwahrscheinlich um ein Vielfaches besser (und schneller) erledigen als du. Ist das nicht der Hammer? Dein:e Berater:in bucht und rechnet und zählt und du hast jede Menge Zeit für Yoga. Und Nerven für den Rest des Yogalehrer:innen-Wahnsinns.

UND DIE LÖSUNG IST: MAL WIEDER GANZ EINFACH

Mit einem Steuerberatungsbüro hast du eigentlich nur einmal im Monat ein bisschen Stress. Aber immerhin erst am Monatsende. Dann schickst du nämlich deine ganzen Belege ans Büro, damit sich dort jemand damit rumärgern kann. Ich stelle mir das oft wie eine dunkle Höhle vor, in der Trolle wütend vor sich hinwuseln und mit ungeschickten Händen Papiere lochen und in Regalwände voller Aktenhefter einordnen. Tatsächlich ist es aber so, dass ein netter Mensch deine Belege prüft, sortiert und mit einem Buchhaltungsprogramm erfasst. Dann kann dieser Mensch dir relativ schnell sagen, wie deine finanzielle Lage aussieht und dir bei Bedarf deine Umsatzsteuervoranmeldung fix und fertig vorbereiten. Und das alleraller-beste an diesem Prozess ist, dass nach zwölf Monatsabschlüssen der Jahresabschluss für die Einkommensteuer nur noch eine Formalie für das Steuerberatungsbüro ist. Pure bliss!

FREAK-TINDER: SO FINDEST DU EINE:N STEUERBERATER:IN:IN, DER/DIE ZU DIR PASST

Es gibt im Wesentlichen drei Möglichkeiten, eine Buchhalterseele zu treffen, mit der du langfristig glücklich wirst:

1. GOOGLE

So habe ich meinen Steuerberater gefunden. Sein Büro ist in der Nähe unserer Wohnung und seine Google-Bewertungen waren okay. Wir sind immer noch ein glückliches Couple.

2. PERSÖNLICHE EMPFEHLUNG

Wahrscheinlich der bessere Weg. Allerdings wollte ich keine:n Steuerberater:in, der auch andere Yogastudios berät. Trotz Schweigepflicht ist mir das dann doch etwas zu viel Insiderwissen. Wenn du aber jemanden kennst, der mit seiner/m Steuerberater:in zufrieden ist, nutze das unbedingt. Ihr müsst ja nicht gleich heiraten.

3. IRGENDWAS ESOTERISCHES

Vielleicht fragst du deine Karten oder die Sterne oder – noch besser – du hörst auf dein Bauchgefühl. Wenn du dich nicht entscheiden kannst, ist das sicher auch ein Weg.

UND DAS KOSTET DICH DER SPASS

Jetzt die schlechte Nachricht: Obwohl Steuerberater:innen Zahlen und Formulare lieben und du ihnen mit deiner Lose-Blatt-Belegsammlung eigentlich einen Gefallen tust, nehmen diese Leute tatsächlich Geld für ihre „Arbeit“. Allerdings weitaus weniger, als du denkst. Am besten wendest du dich direkt an ein Steuerberatungsbüro und lässt dir eine individuelle Kostenschätzung machen.

CHECKLISTE

Steuern & Co. (in Deutschland)

- ❑ ELSTER-Zertifikat beantragt
- ❑ Steuernummer beantragt
- ❑ Umsatzsteuer-Ident-Nr. beauftragt
- ❑ Ggf. Kleinunternehmerregelung in Anspruch genommen
- ❑ Steuersoftware installiert
- ❑ Erste Umsatzsteuervoranmeldung gemacht
- ❑ Steuerberater:in:in gefunden und beauftragt
- ❑ Steuererklärung: Anlage EÜR und Anlage S ausgefüllt

TEIL 5

MARKETING

EIN USP *MACH DICH EINZIGARTIG*

DAS KAPITEL IN DREI SÄTZEN

- Du bist nicht der/die einzige Yogalehrer:in, die in deiner Stadt erfolgreich unterrichten möchte.
- Um dich von den anderen zu unterscheiden, solltest du deine individuellen Vorteile finden und herausarbeiten
- Je einzigartiger du und dein Unterricht sind, desto schwieriger bist du durch jemand anderen zu ersetzen.

MARKE KOMMT VON MARKT

Vielleicht ist es auch umgekehrt? Egal. Tatsache ist, dass du dich auf einem Markt durchsetzen musst: Dem Markt für Yogalehrende. Und der ist – auch wenn man da eine gewisse Sanftmütigkeit unterstellen kann – relativ hart umkämpft. Jedes Jahr spült eine Vielzahl an Yogalehrerausbildungen eine noch größere Vielzahl Absolvent:innen auf den Arbeitsmarkt. Alle hoch motiviert und bereit, vieles zu akzeptieren, nur um einen Fuß in ein Yogastudio zu bekommen. Und tja – gegen die alle musst du dich behaupten.

DU BIST EINZIGARTIG

Es gibt bessere Motivationsreden als die Einleitung zu diesem Kapitel – aber man muss auch mal realistisch bleiben. Und für den mentalen Wiederaufbau gibt es jetzt ein besseres Argument: Du bist in diesem Universum einzigartig. Und das ist dein Kapital. Denn wenn du es schaffst, dich mit deinen individuellen Fähigkeiten und Vorteilen für andere Menschen interessant zu machen, gibt es niemanden, gegen den man dich eintauschen kann.

DAS IST DOCH EIN BWL-BUCH, DACHTE ICH!

Genau, und deshalb ist es Zeit für ein paar neue lässige Buzzwords. Unique Selling Proposition (USP) zum Beispiel. Man könnte auch ganz langweilig Alleinstellungsmerkmal dazu sagen, aber Marketingprofis lieben Anglizismen! Der USP ist also eine einzigartige Eigenschaft eines Produkts oder einer Dienstleistung, die einen Vorteil gegenüber der Konkurrenz darstellt. Das kann etwas ganz Sachliches sein, sich aber auch nur auf das Design oder die emotionale Wahrnehmung beschränken.

MACH WAS DRAUS

Finde heraus, was du besonders gut kannst und verbinde es mit einer guten Werbebotschaft. Ein bisschen ist es wie Tindern. Wenn du dich auf Online-Partnersuche begibst, brauchst du eine ähnliche Strategie: Wer keinen Sixpack-Body hat, zeigt seine schönen Augen, wer einen langweiligen Job hat, erzählt von seinem spannenden Hobby. Und genau so „verkaufst" du dich als Yogalehrer:in. Das Wichtigste dabei aber ist: Bleibe zu 100 % authentisch, sonst führt das am Ende zu „Produktenttäuschung".

Übersetzt auf Tinder: Nutze kein Foto aus deiner Schulzeit als Profilbild, wenn du über 20 bist.

Übersetzt auf Yogalehrende: Verspreche kein Handstand-Training, wenn du selbst nicht über Kopf stehen kannst.

Vielleicht gibt es ja etwas, das du besonders gut kannst und das mit Yoga erstmal nicht so viel zu tun hat? Es gibt Yogalehrende, die sich auf Radsportler als Schüler:innen spezialisiert haben, weil sie selbst leidenschaftliche Mountainbiker sind. Und es gibt Lehrer:innen, die ganz gut singen können, und deshalb in ihren Yogaklassen den Fokus auf Kirtan und Mantren legen.

FINDE DEINE BESTE VERSION

Es ist ganz einfach, als Yogalehrer:in jemanden zu kopieren, den man richtig gut findet und dem man vielleicht sogar etwas ähnlich ist. Aber du wirst dabei nie das Original sein. Vielleicht bist du in manchen Dingen sogar besser, aber du bist du und diese andere Person bist du eben nicht.

SETZ DICH, ATME

Dies ist einer der wenigen Punkte in diesem Buch, an dem du mit Meditation arbeiten kannst. Um nicht weniger als zu dir selbst zu finden. Nimm dir wirklich Zeit dafür und praktiziere die nachfolgende Meditation mehrmals (mindestens dreimal), bevor du endgültige Schlüsse daraus ziehst.

KARMA-CONTENT

Die einzigartige USP-Findungs-Meditation

Such dir einen ruhigen Ort und leg dir etwas zum Schreiben bereit (kein Handy/Laptop).

Finde einen bequemen Sitz und schließ die Augen.

Fokussiere dich auf deinen Atem und beobachte, wie er sich beruhigt (den Teil kennt du ja schon).

Nach etwa einer Minute betrachte dich selbst mit geschlossenen Augen von außen.

Was siehst du?

Wer ist diese Person?

Was magst du an ihr ganz besonders?

Was findest du an ihr interessant?

Was mögen andere an dieser Person?

Wenn du dieser Person eine Frage stellen könntest: Welche wäre das?

Nach einiger Zeit komme zurück zu deinem Atem.

Nun höre in dich hinein:

Wer bin ich?

Was kann ich als Yogalehrer:in besonders gut?

Wie kann ich im Yogaunterricht anderen besonders gut helfen?

Was kann ich meinen Schüler:innen bieten, das andere nicht haben?

KARMA-CONTENT

Komme noch einmal zurück zu deinem Atem.

Bleib noch eine Minute hier und öffne dann die Augen.

Mach dir gleich Notizen und wiederhole die Meditation am nächsten Tag.

HIER NOCH EIN BEISPIELHAFTER USP AUS DEM YOGA-BUSINESS:

Der Autor dieses Buchs hat festgestellt, dass es kein aktuelles BWL-Buch speziell für Yogalehrende gibt. Also hat er eines geschrieben und damit schon einen sachlichen USP.

Es gibt zwar schon reichlich Literatur für Gründer:innen und Soloselbstständige. Allerdings ist die relativ langweilig zu lesen. Mit einer humorvollen Sprache erhält das Buch, das du gerade liest, also einen emotionalen USP.

UND WAS SIND DEINE ALLEINSTELLUNGSMERKMALE?

Vielleicht ist es etwas Sachliches oder auch ein eher emotionaler USP. Ganz gleich, was es ist: Finde es heraus und dann rühr die Werbetrommel – ach was, hau auf die Pauke, so fest du nur kannst!

KARMA-CONTENT

Die zehn nervigsten Yogalehrertypen

Es gibt wirklich viele Yogalehrer:innen, da ist es schwierig, einen USP, also ein Alleinstellungsmerkmal, zu finden. Und am Ende entspricht man doch mehr oder weniger mindestens einem Klischee:

1. DER/DIE VORLESER:IN

Vorleser:innen haben entweder relativ wenig Unterrichtsroutine oder relativ wenig Kurzzeitgedächtnis. Deshalb lesen sie („Einatmen") jede Asana inklusive Detailanweisungen einzeln von ihrem („Ausatmen") Stundenkonzept ab.

2. DER/DIE FREESTYLER:IN

Freestyler:innen sind so ziemlich das Gegenteil der Vorleser:innen. Nach dem ersten „Om" haben sie eigentlich keinen richtigen Plan, wie die Klasse weitergehen soll. Aber nach 80 Minuten voller Überraschungen (Rechts? Links?) treffen sich zumindest alle wieder in Savasana.

3. DAS MÄUSCHEN

Es verkauft sich vielleicht etwas unter Wert. Man weiß es leider nicht wirklich, weil es so leise spricht, dass man den Anweisungen des Mäuschens auf Sichtkontakt folgen muss. Damit wandert verhältnismäßig viel Aufmerksamkeit zu der Person in der ersten Reihe, die als einziges was vom Geflüster des Mäuschens mitbekommt und die Übungen für die anderen Schüler:innen eher unfreiwillig vormacht.

4. DER/DIE ANIMATEUR:IN

Animateur:innen sind lauter als Mäuschen, geradezu unterhaltsam, und trägen im Gesicht ein Lächeln aus Spannbeton. Außerdem unterrichten sie nicht nur Yoga, sondern auch Zumba, Body Pump, Downhill Mountain Bike (auch für Anfänger:innen), Windsurfing und Eisstockschießen. Ihr Studium schließen sie dann mal in ein paar Jahren ab, ist ja noch Zeit. Im Yogastudio wirst du Animateur:innen leider selten finden, sie verbringen das ganze Jahr im Robinson Club.

KARMA-CONTENT

5. DER/DIE PREDIGER:IN

Prediger:innen hören sich gerne reden. Wirklich gerne. In epischer Breite. Über Gott und das Leben und den Glauben und die Liebe. Über Menschen und Tiere und Phänomene und ferne Länder und über Yoga und Ernährung und Dieselkatalysatoren und Schadstoffe und Massivholzmöbel und Kaltgetränke und Sternenbilder und vegane Smoothies und Museumsbesuche...

6. DER/DIE AKTIVIST:IN

Die Co-Pilot:innen der Prediger:innen. Sie unterrichten eigentlich nur Yoga, um das aktuell von ihnen unterstützte Weltverbesserungsprojekt zu bewerben. Und Mitstreiter:innen für die nächste Demonstration/Mahnwache/Farbbeutelattacke/Zootierbefreiung zu gewinnen. In der Klasse von Aktivist:innen finden sich übrigens häufig Mitarbeiter:innen des Verfassungsschutzes (erkennt man an der Knarre in den Leggings).

7. DER/DIE PERFEKTIONIST:IN

Perfektionist:innen leiden entweder unter einem untherapierbaren Helfersyndrom oder berühren einfach gerne verschwitzte Menschen. Perfektionist:innen legen während der Klasse ungefähr acht Kilometer zurück und keine Asana wird von derselben Stelle aus angesagt. Weil sie durchgehend am Assistieren sind und es nicht ertragen, wenn Übungen nicht zu 100% perfekt ausgeführt werden.

8. DER/DIE VORTURNER:IN

Vorturner:innen würden auch mal gerne assistieren, aber viel lieber machen sie eine Stunde Yoga. Man muss sich ja auch als Yogalehrer:in fit halten. Von der ersten Minute bis zur letzten Verbeugung bleiben Vorturner:innen auf ihrer Matte und üben jede einzelne Asana mit. Das kann aber von Vorteil sein, wenn sie gleichzeitig ein Mäuschen sind (siehe oben).

9. DER DRILL SERGEANT

Der Anspruch an eine Yogaklasse: Muskelkater für alle. Weniger als die totale Erschöpfung ist als Klassenziel nicht vorgesehen. Ihre Ansagen sind unmissverständlich und unüberhörbar, Meditation und Chanten sind für sie Zeichen von Schwäche. Genau wie der Fauxpas, während der Stunde zu lächeln. Oder davor oder danach oder überhaupt irgendwann.

KARMA-CONTENT

10. DER ROCKSTAR

Sie sind die Geilsten. Also wirklich obergeil. Deshalb sind die ersten beiden Reihen der Klasse auch von ihren Groupies besetzt, alle perfekt gekleidet und wasserfest geschminkt. Der Unterricht? Wie alles andere am Rockstar nicht von dieser Welt. Vor, während und nach der Klasse dokumentiert der Rockstar ihn deshalb auch auf Instagram. Und ja, natürlich ist der Rockstar über und über tätowiert.

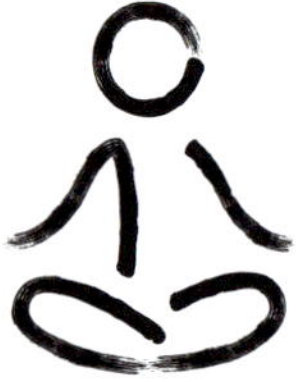

CORPORATE DESIGN
ABER LOGO

DAS KAPITEL IN DREI SÄTZEN:

- Unter Corporate Design versteht man die einheitliche Gestaltung der Unternehmenskommunikation.
- Auch Yogalehrende sollten einen werblichen Auftritt mit Wiedererkennungswert haben.
- Einige Elemente gehören dabei zur Grundausstattung.

CORPORATE WIE BITTE?

Wenn du in deinem Leben noch keine Berührungspunkte mit Marketingexpert:innen oder Werbefutzis hattest: Herzlichen Glückwunsch – du hast wenig verpasst! Allerdings ist für dich dann CD auch noch die Abkürzung für Compact Disk und der schöne Ausdruck „Corporate Design" sagt dir vielleicht auch nichts. Darunter versteht man die einheitliche Gestaltung der Außendarstellung eines Unternehmens. Und das ist das wahrscheinlich wichtigste Element der Markenbildung für dein kleines Yogaimperium.

MACH DEN UNTERSCHIED

Im Kapitel „USP" hast du bereit erfahren, wie wichtig (und schwierig) es ist, einzigartig zu sein. Nun musst du deine Einzigartigkeit nach außen kommunizieren. Schon allein damit man dich nicht versehentlich mit jemand anderem verwechselt. Natürlich bist du keine Klamottenmarke und Werbung für deine Klassen ist in erster Linie Aufgabe der Yogastudios, für die du unterrichtest. Trotzdem brauchst du einen gewissen Look für dich und dein Angebot.

DIESE ELEMENTE SOLLTE DEIN CORPORATE DESIGN BEINHALTEN:

EIN LOGO

Ein Logo kann ein Zeichen oder Symbol sein, es kann aber auch nur aus einer Textmarke in einer bestimmten Schriftart bestehen.

Do: Klare, prägnante Formen und Farben, die sich in allen Größen und Medien (Papier/Bildschirm) gut darstellen lassen.
Don't: Zu oft Gesehenes (Lotusblüte, Buddha).

PROFI-TIPP

Speichere dein fertiges Logo in verschiedenen Varianten (farbig/Graustufen, JPG, PNG und PDF) an einer Stelle, die du schnell findest. Du wirst es im Yogalehrer:innen-Alltag regelmäßig brauchen und bist froh, wenn du es schnell zur Hand hast.

FARBE(N)

Deine „Corporate Color" (es können auch mehrere sein) muss zwei Dinge erfüllen: Sie muss dich authentisch repräsentieren und sollte nicht in der Masse untergehen.

Do: Wenige, eindeutige Farben, die sich breit anwenden lassen und miteinander harmonieren.
Don't: Zu „wildes" Farbspektrum oder Farben, die schon alle anderen verwenden.

SCHRIFTART

Eine „eigene" Schriftart macht einen großen Unterschied: Damit stichst du unter der Masse von „Arials" und „Times New Romans" nicht unbedingt sofort heraus, unterstreichst aber deinen eigenen Look. Wähle eine Schrift, die dir gefällt und die natürlich zu deinem Logo passt. Oder vielleicht ist die Schrift sogar dein Logo?

Do: Deutlich lesbare Schriften von professionellen Anbietern.
Don't: Super trendige Kringelschrift von MeinSuperFont.de.

Und am besten hast du zusätzlich (obwohl das per se keine CD-Elemente sind):

EINEN „MARKENNAMEN"

„Yogalehrer Max Power" ist wirklich okay – viel mehr muss es eigentlich auch nicht sein. Aber vielleicht findest du doch noch schönere Worte (ohne zu übertreiben)?

Hier ein paar Beispiele:
- Flow with Jodie
- Intuition Yoga mit Kirsten
- Yogadude Thomas Meinhof

Und als Kirsche auf der Sahne hast du außerdem:

EINEN CLAIM

Claim ist das schicke Wort für „Slogan", was wiederum das etwas schickere Wort für „Werbespruch" ist. Ein Claim kann eine Idee davon geben, wofür du stehst, also deinen USP unterstreichen.

Auch hier einige Beispiele:
- Patrick Broome: Yoga für alle
- Jodie Roberts: Downdogs not Dogmatism
- Thomas Meinhof: Echte Männer machen Yoga

OJE, SOLL ICH DAS ALLES SELBER MACHEN?

Eventuell ist das ein bisschen viel, außer du hast zufällig Erfahrung als Designer:in. Aber am besten holst du dir auch hier professionelle Hilfe. Vielleicht gibt es jemanden in deinem Umfeld, den du (zumindest teilweise) in Yogastunden dafür bezahlen kannst? Auf jeden Fall lohnt es sich, hier ein wenig Geld zu investieren. Und wenn ihr schon dabei seid, könnt ihr gleich noch alle nötigen Printwerbemittel gestalten. Zum Glück ist das eine einmalige Investition, von der du lange etwas hast.

PROFI-TIPP

Designer:innen sind nur so lange deine Freunde, bis du sie darum bittest, kostenlos für dich zu arbeiten.

KARMA-CONTENT

Yoga & Kreativität

Deiner Kreativität im Marketing lässt sich auch mit Yoga auf die Sprünge helfen:

1. IMMER IN BEWEGUNG BLEIBEN
Die einfachste Grundregel: Schon wenig Bewegung sorgt dafür, dass der Kreislauf angeregt wird und das Blut mehr Sauerstoff ins Hirn befördert. Wenn dir also nichts einfällt, mach schnell ein paar Sonnengrüße und schon läuft die Ideenmaschine wieder etwas runder.

2. DIE PERSPEKTIVE WECHSELN
Ein weiterer altbewährter Trick: Ein Problem, das unlösbar scheint, wirkt aus einer neuen Perspektive plötzlich ganz anders. Vielleicht hilft dir eine Umkehrhaltung wie der Kopfstand dabei, wieder klar zu sehen.

3. KONZENTRATION, BITTE!
Erfahrene Yogis wissen: Konzentrationsfähigkeit kann man lernen. Denn Yoga ist immer auch Konzentration, sei es beim Üben komplizierter Asanas oder bei der fokussierten Atembeobachtung. Der Trick beim „Ideen machen" ist es, die Gedanken frei drehen zu lassen, ohne die Aufgabenstellung aus dem Hinterkopf zu verlieren. Und das führt uns zum nächsten Punkt...

4. DIE GEDANKEN SIND FREI.
Zu viel Verbissenheit bringt dich kreativ nicht weiter. Der Kopf muss Raum zum Denken haben und frei sein von Druck und äußeren Einflüssen. Manchmal kommst du vielleicht mit deinen Gedanken weiter, wenn du ein paar Minuten die Augen schließt und meditierst. Oder zumindest ein einfaches Mantra („Lass. Los.") im Kopf abspulst.

DIE EIGENE WEBSITE
IN NULLKOMMANIX ONLINE

DAS KAPITEL IN DREI SÄTZEN

- Als Yogalehrende:r solltest du auf jeden Fall eine eigene Website haben.
- Dafür brauchst du neben einer URL („Internetadresse") natürlich auch Inhalte wie Texte und Bilder.
- Mit einem „Website-Baukasten" kannst du dir ohne Programmierkenntnisse ganz einfach selbst eine Website bauen.

ENDLICH: ZEIT FÜR DIE WELTHERRSCHAFT

Okay, du hast deinen USP definiert und dein Corporate Design entwickelt. Höchste Zeit, dass die Welt von dir erfährt. Und zwar im Internet. Ganz gleich, ob du noch gar nicht unterrichtest und Yogastudios eine Möglichkeit geben willst, dich kennenzulernen oder ob du einen Ort brauchst, an dem du über deine 22 Klassen in sechs verschiedenen Studios informieren kannst: Du brauchst eine Website.

UND SO EINFACH GEHT'S:

Bevor du wild loslegst, brauchst du zumindest einen Plan – die Weltherrschaft bekommt niemand geschenkt.

1. FINDE EINE FREIE URL

Die URL ist deine „Internetadresse", also zum Beispiel www.yogabu.ch. Du musst sie nicht sofort reservieren, am besten machst du das beim Anbieter deines „Baukastens" (s.u.). Dort kannst du normalerweise dann auch gleich eine zugehörige E-Mail-Adresse einrichten (beispielsweise nichtnochein@yogabu.ch).

2. DEFINIERE DEINE INHALTE

Erstelle (zum Beispielmit Post-Its, machen Profis auch so) eine Übersicht mit den Seiten, die deine Website enthalten soll. Beispielsweise:

- Start
- Über mich
- Yogaklassen & Events
- Kontakt
- Impressum

PROFI-TIPP

Die Texte für Impressum und Datenschutzhinweis kannst du kostenlos über einen Online-Generator erstellen (siehe Kapitel „Rechtssicheres Impressum", S. 131)

---

3. NIMM DIR ZEIT FÜR DEINE TEXTE

Die Texte deiner Website sollten vor allem eines sein: Kurz und knackig. Du schreibst keinen Roman, sondern musst in kürzester Zeit deine Vorteile als Yogalehrer:in auf den Punkt bringen. Die Texte schreibst du übrigens am besten schon, bevor du anfängst, eine Website zu bauen. In einem Textverarbeitungsprogramm. Wichtigste Regel: Lass jemand anderen Korrekturlesen. Allerwichtigste Regel: Klau nicht einfach die Texte von deiner Lieblingswebsete!

4. BEREITE DEIN BILDMATERIAL VOR

Auch wenn du dich nicht dazu gezwungen fühlst, jeden Tag ein Bild von dir auf Instagram zu veröffentlichen: Es ist DEINE Website und sie sollte mindestens ein Bild von dir enthalten. Das muss kein professionelles Foto vom Profifotografen sein, sollte sich aber am besten (wie alles andere auch) von deiner Konkurrenz etwas unterscheiden. Neben Bildern von dir kannst du unter Umständen auch auf „Stockmaterial" zurückgreifen. Das sind Bilder von Fotografen, die du entweder kostenpflichtig oder teilweise sogar kostenlos nutzen kannst (Link auf yogabu.ch).

PROFI-TIPP

Wenn du „Stockbilder“ aus dem Internet nutzt, beachte die Nutzungsbedingungen peinlichst genau. Sonst kannst du kostspielig abgemahnt werden (passiert wirklich).

---

5. FINDE EINEN „BAUKASTEN“

Es gibt viele hervorragende Anbieter, die dich dabei unterstützen, deine eigene Website zu kreieren - mit den sogenannten WYSIWYG-Editoren (What You See Is What You Get). Diese sind nicht komplizierter als Powerpoint (eher unkomplizierter). Welchen Anbieter du wählst? Entweder vertraust du auf die Empfehlung eines Bekannten oder du machst dich selbst auf die Suche (auf yogabu.ch findest du Links zu einigen vom Autor getesteten Anbietern). Wichtig: Die monatlichen Kosten sollten dich bzw. dein Konto nicht auffressen.

Und dann kann es eigentlich losgehen. Wenn du alles selbst machst, plane etwas Zeit und Nerven für Fehl- und Rückschläge ein. Wenn du Glück hast und dir jemand hilft: Vergiss nicht, ihm/ihr wenigstens eine Bezahlung anzubieten – vielleicht ja in Yogastunden...

CHECKLISTE

Typische Fails auf Yogalehrer:innen-Websites

1. Wenig aussagekräftiges oder qualitativ minderwertiges Bildmaterial
2. Zu lange Texte ohne klaren Fokus
3. Veraltetet Inhalte
4. Design-Durcheinander (weniger ist mehr!)
5. Keine einfache Kontaktmöglichkeit
6. Schlechte Darstellung auf mobilen Geräten wie Smartphones (unbedingt vorher beim Baukasten-Anbieter checken)
7. Fehlende oder fehlerhafte rechtliche Texte (Impressum, Datenschutz) sowie mangelnder Cookie-Hinweis

PRINTWERBEMITTEL
DIE ALTEN KLASSIKER

DAS KAPITEL IN DREI SÄTZEN

- Neben einer Website und mindestens einem Social Media-Profil, kannst du mit Printwerbemitteln auf dich aufmerksam machen.
- Im Wesentlichen sind die „Klassiker“ wie Visitenkarten oder Flyer.
- Am besten lässt du dir beim Design helfen und alles über eine Online-Druckerei produzieren.

TUE GUTES UND VERTEILE DEINE VISITENKARTEN

Am einfachsten und billigsten ist es für dich wahrscheinlich, mit deiner Website und deinem Social Media-Auftritt Menschen zu erreichen (noch billiger wäre vermutlich nur, mit einem großen Schild durch die Stadt zu laufen und freundlich zu winken). Trotzdem arbeitest du ja hauptsächlich im echten Leben und darum solltest du auch dort in Form von Werbung präsent sein (vergiss das Schild – es ist keine Option!). Dafür musst du eben auch ein bisschen Papier bedrucken lassen.

DIESE PRINTWERBEMITTEL SOLLTEST DU ALS YOGALEHRER:IN HABEN:

VISITENKARTEN

Der Klassiker, der zwar irgendwie ausstirbt, irgendwie aber auch nicht. Deine Visitenkarte kannst du in Studios hinterlassen, in denen du arbeiten möchtest, oder interessierten Privatschüler:innen zustecken. Besonders praktisch ist so ein kleines Kärtchen auf Yogafestivals, wo du zwischen zwei Klassen etwas Smalltalk machst.

Do: Alles, was nicht nach Versicherungsbranche aussieht (Farben, Format, Material).
Don’t: Langweilige Standardkarte, die in der Masse untergeht.

FLYER

Nicht alle Studios sehen es gerne, wenn Yogalehrende ihre Flyer bei ihnen auslegen. Aber Fragen kostet nichts und fragen solltest du ohnehin, bevor du das tust. Warum du einen Flyer brauchst? Weil du toll bist und zusätzlich zu deinen Yogaklassen auch noch Thai-Yoga-Massagen, Retreats oder zufällig auch noch Autoreparaturen anbietest. Das darf dann auch ruhig alles auf deinem Flyer draufstehen.

Do: Auffälliges Design, das „Lust auf mehr" macht.
Don't: Zu großes Format, das in der Auslage Yogastudios nervt und deshalb weggeworfen wird.

GUTSCHEINE

Wenn das Design für den Flyer so weit ist, ist der Gutschein im Prinzip schon fast fertig. Den brauchst du, wenn beispielsweise Privatstunden oder Massagen als Geschenk anbieten möchtest. Ein gedruckter Gutschein kommt hier wesentlich professioneller als eine von dir handgeschriebene Variante. Damit machst du deine Leistung wertvoller und deine Kunden haben ein schönes, stressfreies Geschenk.

Wenn du alles, aber auch wirklich alles, richtig machen willst und die Kohle übrig hast, kannst du dir noch folgende Dinge leisten:

STICKER

Sticker sind super, nicht nur, weil sie von selbst kleben (ist es Magie?). Mit Stickern kannst du auch deinen weltlichen Besitz als dein Eigentum beschriften. Und jeder öffentlich verklebte Sticker macht automatisch Werbung für dich (rechtliche Situation bitte nicht unterbewerten). Deshalb sei ruhig großzügig damit, eventuell kannst du sie ja auch in den Studios auslegen, in denen du unterrichtest (auch hier: Bitte fragen!).

DEINE GEHEIMWAFFE

Vielleicht ist sie gar nicht auf Papier gedruckt, aber deine Geheimwaffe bringt dich auf jeden Fall weiter. Das Yogastudio SHIVA SHIVA YOGA in München bietet zum Beispiel mit dem Studiologo bedruckte Mattengummis an, mit denen man gerollte Yogamatten zusammenhalten kann. Praktisch sind auch Kärtchen mit den Sanskrit-Namen von Asanas, den Chakren oder gerne auch einem Mondkalender. Vielleicht findest du ja eine Geheimwaffe, die zu dir passt?

WIEVIEL BRAUCHE ICH VON DEM GANZEN ZEUG?

Das ist schwierig, weil du natürlich nicht genau weißt, wer dir wie viele Flyer etc. abnimmt. Im Zweifel kannst du aber eher zu viel als zu wenig bestellen, weil die Grundkosten beim Druck relativ hoch sind und es dann wenig Unterschied macht, ob man 200 oder 500 Visitenkarten ordert.

DIESE ZAHLEN SIND EINE GROBE ORIENTIERUNG:

Visitenkarten	250 Stück
Flyer	2.000 Stück
Gutscheine	150 Stück
Sticker	1.000 Stück
Geheimwaffe	1 Stück (wenn sie wirklich krass ist)

Du musst übrigens sich nicht alles auf einmal drucken lassen. Vielleicht fängst du ja mit Visitenkarten und Flyer an und arbeitest dich dann nach und nach voran.

UND WER DRUCKT DIR DEN GANZEN KREMPEL?

Das ist wiederum mega einfach: Das Internet. Dort gibt es jede Menge Online-Druckereien, die für kleines Geld eine relativ hohe Qualität liefern. Und falls du die Druckvorlagen selbst anlegst, gibt es dort auch die entsprechenden Templates für die gängigen Grafikprogramme und meistens auch einen in den Bestellprozess integrierten Qualitäts-Check.

„IN THE FUTURE, EVERYONE WILL BE WORLD-FAMOUS FOR 15 MINUTES.“

Andy Warhol

SOCIAL MEDIA *DER NEUE STANDARD*

DAS KAPITEL IN DREI SÄTZEN:

- Mit Social Media erreichst du kostengünstig potenzielle Yogaschüler:innen.
- Ein professioneller Auftritt mit Social Web ist mit viel mehr Aufwand verbunden, als du vielleicht annimmst.
- Wenn du systematisch und mit Anspruch vorgehst, ist das aber alles kein Problem.

---

15 MINUTES OF FAME

Egal, ob Andy Warhol es tatsächlich so gesagt hat oder nicht: Mit den sozialen Medien ist die Vision von 15 Minuten Ruhm für alles und jeden Realität geworden. Der Fame ist heutzutage irgendwie demokratischer geworden, ob man das gut findet oder nicht. Was aber auf jeden Fall gut ist: Du kannst dir ein bisschen Berühmtheit vom Kuchen nehmen um dein Yoga-Business zu pushen.

1. WÄHLE DEINE SOCIAL MEDIA KANÄLE

Die angesagten Netzwerke wechseln gefühlt jedes Jahr. Das ist aber nur halb so schlimm, weil du vor allen Dingen eine relativ breite Masse erreichen willst. Aktuell (Stand 2021) gelingt dir das mit **Instagram und Facebook** am besten. Wenn du die beiden nicht kennst, solltest du sie kennenlernen. Andy Warhol hätte sie geliebt. Man kann wirklich viel Zeit mit ihnen verbringen und findet auch jede Menge nette Leute dort. Grundsätzlich musst du dir überlegen, ob du ein privates oder ein Business-Profil („Fanpage") nutzen möchtest. Streng genommen bist du zu Letzterem verpflichtet, wenn du ein Unternehmen bist oder zumindest so handelst. Allerdings kann es Vorteile haben als Yogalehrer:in „freundschaftlichen" Kontakt zu seinen Schüler:innen zu halten.

Wenn du ein Profi-Profil anlegst, kannst du deine privaten Angelegenheiten dafür privat halten und klassische Unternehmensinformationen zu dir und deinem Unterricht hinterlegen:

- Wer bist du?
- Was machst du (USP)?
- Wo und wann machst du das (Klassen/Termine)?
- Wie sieht das aus (Bilder/Videos)?

UND WAS IST MIT YOUTUBE?

YouTube ist – genau wie Instagram – geradezu gemacht für Yoga und Yogalehrende. Allerdings muss die Qualität der hier veröffentlichten Videos auch passen – schließlich konkurrierst du dort mit erfolgreichen Influencerinnen, die mit professionellen Möglichkeiten ihren Content produzieren. Aber vielleicht findest du ja auch hier deine Nische: mit kleinen Tutorials zu einzelnen Asanas vielleicht, oder mit kurzen Meditationen, die du deinen Schüler:innen als „Hausaufgabe" empfehlen kannst.

2. PLANE DEINEN CONTENT

Social every damn day? Niemand erwartet von dir, jeden Tag etwas in deinen Social Media-Kanälen zu teilen. Aber besser wäre es schon, zumindest auf Instagram und Facebook, sonst gehst du in der Masse von sozialem Content einfach unter. Wann du das machst, hältst du das am besten in deinem Social Media-Redaktionsplan (siehe unten) fest. Und was du genau veröffentlichst, solltest du dir auch vorher überlegen. Früher gab es auf Instagram & Co. für Yogis ein einfaches Erfolgsrezept: Man nehme ein Selfie im Yoga-Outfit, gebe ein Yoga Sutra-Zitat hinzu und lasse das Ganze in Ruhe durch die Decke gehen. Heute ist das leider etwas anspruchsvoller: Nach Möglichkeit bereitest du professionelle Fotos (Drohne!) in den krassesten Asanas an den aufregendsten Orten der Welt vor. Und dazu mindestens 2.000 Zeichen darüber, wie du mit Meditation und ätherischen Ölen den Krebs besiegt hast. Okay, ganz so krass ist es nicht, aber etwas arbeitsintensiv ist der Prozess dann doch. Achte bei der Planung auf dein persönliches Alleinstellungsmerkmal (USP) bzw. deine individuelle Stärken. Vielleicht hast du ein gutes Händchen für spannende Fotos oder du erklärst komplizierte Asanas ganz einfach für Anfänger:innen. Da ist Social Media auch wieder ein guter Anlass zur Kontemplation und Selbstfindung: Wer bin ich wirklich? Und wer will ich sein? Nur, wenn du dir darüber klar bist, kannst du authentisch auftreten und dich als Yogalehrer:in so präsentieren, wie du auf der Matte in Wirklichkeit bist. Deine Posts kannst du jederzeit „vorproduzieren" und dir regelmäßig Zeit nehmen, Content „auf Vorrat" auszudenken.

Beispielhafter Redaktionsplan-Baukasten:

- 1 x dein Yogalehrer:in-Thema der Woche (z.B. Workshop)
- 1 x dein privates Thema der Woche (z.B. Urlaub)
- 1 x dein weltliches Thema der Woche (z.B. Bundestagswahl)
- 1 x dein Yoga-Tipp der Woche (z.B. Blitz-Savasana)
- 1 x deine Kooperation der Woche (z.B. Affiliate-Link)

Dein Social Media-Redaktionsplan:

	Mo	Di	Mi	Do	Fr	Sa	So
Instagram-Post							
Facebook Post							
Instagram-Story							
Sonstige							

Du musst natürlich nicht jeden Tag etwas posten, wichtig ist es aber beispielsweise am Tag vor deinen Yogaklassen, damit potenzielle Teilnehmer:innen daran erinnert werden und ihren Besuch planen können. Außerdem gilt: Bevor du etwas nicht ganz so Gutes teilst, teile besser nichts. Und einen Tag pro Woche solltest du dir mindestens „Social Media-frei" nehmen!

PROFI-TIPP

Verknüpfe deinen Instagram- und Facebook-Account und teile alle Inhalte gleichzeitig in beiden Kanälen.

---

3. TEILE UND (BE)HERRSCHE (DICH)

Es gibt beinahe so viele Weisheiten dazu, wann man Social Media Content am besten teilt, wie es kluge Sprüche in der Yogaphilosophie gibt. Die wichtigsten findest du hier:

1. Der perfekte Zeitpunkt ändert sich ständig.
2. Nur du kannst herausfinden, wann deine „Fans" dich am ehesten sehen.
3. Wenn du in erster Linie Werbung für deine Yogaklassen machst, solltest du dein Timing daran orientieren.

Es genügt übrigens nicht, jeden Morgen einen Post rauszuballern – du musst auch regelmäßig danach schauen und ggf. Kommentare beantworten. Außerdem gibt es noch etwas Wunderbares auf Social Media, auf das du auch vorbereitet sein solltest:

Der Shitstorm

Und wenn du glaubst, den gibt es unter Yogis nicht, hast du dich getäuscht. Nur ein falsches Wort kann genügen, damit jemand seine Komplexe und unterdrückten

Aggressionen auf deinem Social Media-Profil rauslässt. Und wenn es soweit ist, solltest du folgende Regeln beherzigen:

1. Es hat nichts mit dir zu tun – es geht nur um das verminderte Selbstbewusstsein deiner Hater.
2. Geh nicht auf sie ein, denn das wollen sie ja. In vielen Fällen bekommen Pöbler genug Gegenwind von anderen Pöblern und du musst dir lediglich etwas Popcorn besorgen und zuschauen.
3. Lösche Kommentare oder Beiträge nur, wenn es unerträglich wird. Es ist dein Kanal und niemand kann dich mit seiner schlechten Laune zensieren.
4. Rechtfertige dich nicht. Suche besser den Weg der Deeskalation und respektiere die Meinungen anderer.

4. BLEIB DRAN

Social Media ist ein fantastischer Weg, als Yogalehrer:in Bekanntheit zu erlangen und mit deinen Schüler:innen in Verbindung zu bleiben. Allerdings ist das auch ganz schön arbeitsintensiv und du musst dich eigentlich jeden Tag darum kümmern. Und deinen Content, dein Timing und vielleicht sogar deine Kanäle ständig anpassen. Aber das ist ja eigentlich dasselbe wie bei deiner Yogapraxis: Nur der Wandel bleibt konstant.

„ES IST EIN WEITER WEG VOM „LIKE“ ZUM STUDIOBESUCH.“

GUERILLA MARKETING
GUT & GÜNSTIG

DAS KAPITEL IN DREI SÄTZEN:

- Guerilla Marketing setzt auf Nischen-Ideen anstelle von groß angelegten Werbekampagnen.
- So erreicht man mit geringem Aufwand einen großen Effekt.
- In diesem Kapitel findest du einige Ideen zur Inspiration.

TYPISCH YOGI.

Die alten Yogis haben das Guerilla Marketing erfunden. Kein Witz. Schon vor Jahrtausenden buhlten die langbärtigen Gurus um die Aufmerksamkeit ihrer Follower. Allerdings konkurrierte Yoga damals nicht mit Crossfit oder Netflix, sondern eher mit dem allgemeinen Überlebenskampf. Aber trotzdem: Wer als spirituelle:r Anführer:in etwas auf sich hielt, hatte eine große Menge Zuhörer. Doch es war schon damals schwierig, das knappe Werbebudget sinnvoll einzusetzen. Das Internet war noch nicht erfunden, Flyer und Plakate mussten von Hand gemalt werden und damals wie heute waren die öffentlichen Werbeflächen so knapp, dass man für ihre Nutzung ein Heidengeld ausgeben musste. Also haben sich die alten Meister:innen etwas Schlaues einfallen lassen. In kostenlosen Probesitzungen erzählten sie fantastische Geschichten von Göttern mit Elefantenköpfen, Affengenerälen und jeder Menge hübscher Frauen (Sex sells!). Schnell sprach sich herum, dass im Ashram einiges an Entertainment geboten war, und ruckzuck war die Hütte voll bis auf die letzte Matte.

DAS KANNST DU SCHON LANGE.

Die Ur-Yogis haben ihrerzeit nicht auf klassische Reklame gesetzt, die sie wahrscheinlich ohnehin nicht finanzieren konnten. Sie haben vielmehr mit dem gearbeitet, was sie hatten, und das Beste daraus gemacht. Und das sollte auch deine Idee von Werbung abseits ausgetretener Pfade sein: Gutes Storytelling mit minimalem finanziellen Einsatz. Für einen maximalen Effekt. Denn auch heute ist Werbung unglaublich teuer. Plakate aufhängen oder Radiowerbung? Ist so kostspielig, dass selbst etablierte Yogastudios das so gut wie nie machen. Und Yogalehrer:innen schon gar nicht. Für erfolgreiches Guerilla Marketing hingegen musst du nicht viel Geld ausgeben. Du handelst wie ein echter Krieger, konzentriert auf dein Ziel, und arbeitest dich in kleinen, wohl durchdachten Schritten darauf zu. Dafür brauchst du allerdings eine schlaue Idee, die dich bzw. deine Aktion von anderen unterscheidet. Hier einige Beispiele zur freien Nutzung:

5 MEHR ODER WENIGER UNVERBRAUCHTE GUERILLA MARKETING-IDEEN FÜR YOGALEHRER:INNEN

BLEIBT HÄNGEN: DEIN STICKER

Sticker sind ein Klassiker des Guerilla Marketing – sie sind so etabliert, dass sie eigentlich schon zur Mainstream-Reklame gehören. Außer du machst sie zu etwas Besonderem: Anstatt standardmäßig „Vorname, Nachname, Yogalehrer:in" drauf zu drucken, solltest du ein Motiv finden, das begeistert. Oder mindestens ein Schmunzeln in die schmerzverzerrte Yogivisage zaubert. Und das man deshalb gerne auf seinen Laptop, seine Trinkflasche und am liebsten noch auf seine Oma klebt. Ach so: Ganz nebenbei kannst du ja noch deine Web-Adresse auf den Sticker packen. Zwinkerzwinker.

VÖLLIG LEGAL: DIE LEBENDE LITFASSSÄULE

Lass dir ein T-Shirt mit deiner Werbebotschaft bedrucken und trage es auf Yogafestivals etc.. Sie können dir vielleicht verbieten, deine Flyer dort zu verteilen, aber niemand wird dich zwingen können, dich nackt auszuziehen (hoffentlich!). Auch hier gilt: Dein Name und dein Gesicht sind eventuell nicht so spannend, wie du denkst. Dafür gelangt alles, was unterhält oder einen anderen Mehrwert bietet, in die Köpfe derer, die es sehen.

BESTENS UNTERWEGS: MOBILE WERBEFLÄCHE

Pimp your ride. Ein von oben bis unten mit Reklame beklebtes Auto ist vielleicht nicht jedermanns Sache. Aber es gibt dir die Möglichkeit, für kleines Geld mitten in der Stadt auf dich aufmerksam zu machen. 24 Stunden täglich. Nicht ganz so wuchtig und räumlich noch flexibler ist dein Werbefahrrad. Schon für gar nicht mal so viel Geld machst du aus deinem alten Radl eine professionell bedruckte Guerilla Marketingmaßnahme.

YOGA TO GO: ABREISSZETTEL

Jeder kennt sie, die typischen „Abreißzettel" an Ampelpfosten oder schwarzen Brettern. „Schlüssel gefunden", „Wohnung gesucht" oder „Er sucht sie". Oben Text, unten Telefonnummern zum Abreißen und Mitnehmen. Du kannst das auch machen. Entweder so wie alle mit „Yogaunterricht, privat und in der Gruppe". Oder mit einer kurzen Meditationsanleitung oder einem Mantra zum Mitnehmen. Damit verschönerst du vielleicht jemandem den Tag und hast auf jeden Fall etwas Gutes getan. Und fällst in der der Masse der Yogalehrer:innen positiv auf. Telefonnummer oder Webseite nicht vergessen!

GUT GEERDET: WERBUNG AUF DEM BODEN

Für diese Idee nutzt du eine Grauzone – und zwar den Gehweg bzw. Straßenbelag. Dort darfst du zwar keine dauerhafte Werbung anbringen, aber wenn du mit Kreide etwas aufmalst, wirst du wohl keinen Ärger befürchten müssen. Vielleicht inspirierst du mit zwei gemalten Handflächen und Fußsohlen in ca. 1 Meter Abstand jemanden zu einem spontanen Downdog? Ergänze das Ganze durch deine Webadresse und fertig ist die (fast) Gratiswerbung.

UND JETZT: AUF IN DEN KAMPF

Oben genannte Liste soll in erster Linie Impulse geben und dir Wege zeigen, die du eventuell einschlagen kannst. Niemand erwartet, dass du ein viraler Superstar im Netz wirst oder mit deiner Guerillakampagne über Nacht die Yoga-Weltherrschaft an dich reißt. Dazu kommt, dass vielleicht noch jemand anderes dieses Buch gekauft hat und dasselbe plant wie du. Also nimm diese Inspirationen und mach dein eigenes kleines Ding daraus. Am allerwichtigsten dabei ist, dass du authentisch bleibst, auch wenn das mittlerweile etwas abgedroschen klingt. Außerdem nicht unwichtig: Egal, wie du vorgehst – bleib immer fair deinen Mitbewerber:innen gegenüber und respektiere ihre Arbeit und ihren erarbeiteten Erfolg. Und last, aber ganz bestimmt nicht least: Achte bei allen deinen Guerilla Marketing-Aktionen auf die Einhaltung der entsprechenden Gesetze und Vorschriften.

CHECKLISTE

Marketing

- ❑ Alleinstellungsmerkmale (UPS) erarbeitet
- ❑ „Markenname“ und Logo entwickelt
- ❑ Ggf. Claim ausgedacht
- ❑ Fotos von dir machen lassen
- ❑ Website ist online und auf aktuellem Stand
- ❑ Lässige Guerrilla-Marketing-Aktion geplant

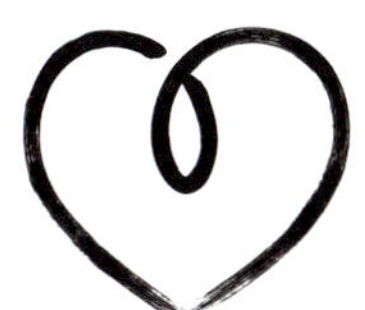

TEIL 6

RECHT

FREIBERUFLICH VS. GEWERBETREIBEND

EINE FRAGE DER ANSTELLUNG

Lebenzeit gewinnen: *Für den unwahrscheinlichen Fall, dass ein Yoga- oder Fitnessstudio dich als Mitarbeiter:in fest angestellt hat, kannst du dieses Kapitel überblättern. Und obwohl du für dieses Buch Geld ausgegeben hast, solltest du diesen Teil einfach ignorieren und die gewonnene Lebenszeit für etwas Schönes nutzen. Yoga, zum Beispiel, oder einen kurzen Spaziergang. Ehrlich gesagt bleibt dein Leben auch genauso lebenswert, wenn du ein paar Minuten lang die Wand anstarrst, statt dich unnötig mit dieser trockenen Materie auseinander zu setzen.*

DAS KAPITEL IN DREI SÄTZEN:

- Bei selbständigen Einzelunternehmer:innen unterscheidet man zwischen Freiberuflern und Gewerbetreibenden.
- Freiberufler zu sein hat gegenüber dem Gewerbebetrieb vor allen Dingen Vorteile in Sachen Verwaltungsaufwand.
- Als Yogalehrende:r bist du (höchstwahrscheinlich) Freiberufler.

FREIBERUFLER:IN ODER GEWERBETREIBENDE:R – DAS IST HIER DIE FRAGE

Ob du Freiberufler:in oder Gewerbetreibende:r bist, ist vor allem wichtig, weil es zahlreiche Vorteile mit sich bringt, einen so genannten „freien Beruf“ auszuüben. Denn Freiberufler:innen sind so etwas wie die Luxus-Gewerbetreibenden. Nein, sie sind eher die „Gewerbetreibenden light“:

1. Sie brauchen keine Gewerbeanmeldung (lediglich eine Steuernummer).
2. Sie bezahlen keine Gewerbesteuer.
3. Sie müssen nicht Mitglied einer Handelskammer sein.
4. Sie müssen sich nicht bei der Gewerbeaufsicht registrieren lassen.
5. Sie profitieren von einer äußerst reduzierten Buchführungspflicht (sog. Einnahme-Überschuss-Rechnung genügt, siehe gleichnamiges Kapitel, S. 53).

WARUM SIND YOGALEHRENDE FREIBERUFLER?

Die „freien Berufe" sind in §18 Einkommensteuergesetz (EStG.) eindeutig festgehalten:

„Zu der freiberuflichen Tätigkeit gehören die selbstständig ausgeübte wissenschaftliche, künstlerische, schriftstellerische, unterrichtende oder erzieherische Tätigkeit, die selbstständige Berufstätigkeit der Ärzte, Zahnärzte, Tierärzte, Rechtsanwälte, Notare, Patentanwälte, Vermessungsingenieure, Ingenieure, Architekten, Handelschemiker, Wirtschaftsprüfer, Steuerberater, beratenden Volks- und Betriebswirte, vereidigten Buchprüfer, Steuerbevollmächtigten, Heilpraktiker, Dentisten, Krankengymnasten, Journalisten, Bildberichterstatter, Dolmetscher, Übersetzer, Lotsen und ähnlicher Berufe."

ES BLEIBT SPANNEND.

Im Einzelfall kann es durchaus passieren, dass man (= das Finzamt) dir deine freiberufliche Tätigkeit abstreiten und dich als Gewerbetreibende:n einstufen will. Wenn du neben deiner Lehrtätigkeit zum Beispiel noch Handel betreibst (zum Beispiel mit ätherischen Ölen). Dann wird es schnell kniffelig und du musst unter Umständen ein Gewerbe anmelden. Gewerbesteuer wird dann aber nicht automatisch fällig – die musst du in Deutschland erst ab einem jährlichen Gewinn von 24.500 Euro (Stand: 2021) zahlen.

UND JETZT: POST VOM FINANZAMT

Weil die Frage nach gewerblicher oder freiberuflicher Tätigkeit nicht wirklich einfach zu beantworten ist, hier noch ein Statement vom Bayerischen Landesamt für Steuern, das dem Autor dieses Buchs zuging:

„Die Frage, ob ein Yogalehrer freiberufliche oder gewerbliche Einkünfte erzielt, lässt sich leider nicht allgemein beantworten. Beim Yogaunterricht kann es sich um eine unterrichtende = freiberufliche Tätigkeit im steuerlichen Sinne handeln. Voraussetzung ist aber, dass Wissen bzw. Fertigkeiten und Fähigkeiten durch Lehrer an Schüler/innen in einer organisierten und institutionalisieren Form vermittelt werden. Dazu gehört die auf einem Konzept beruhende (schulmäßige) Vermittlung von Kenntnissen und Einübung von Verhaltensweisen zusammenwirkender Personengruppen, aber auch Individualunterricht, wenn ein

nach Lehrziel und Lehrmethode feststehendes Programm umgesetzt wird. Dagegen wären z.B. eine individuelle Beratung oder „coaching" grundsätzlich als gewerbliche Tätigkeiten einzuordnen."

ALLES KLAR?

Wenn du gerade denkst „Hätte ich doch lieber ein paar Minuten die Wand angestarrt, als mir dieses öde Kapitel Text reinzuziehen!", sorry. Aber du warst vorgewarnt! Und jetzt kennst du immerhin deinen Platz im Universum (des Finanzamts):

DU BIST (HÖCHSTWAHRSCHEINLICH) FREIBERUFLER:IN.

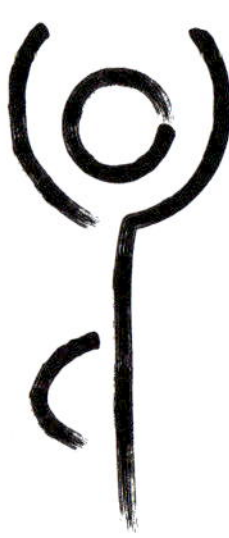

MÖGEN
ALLE WESEN
GLÜCKLICH UND
FREI SEIN.

FREI UND
FREIBERUFLICH.

OM.

DIE SCHEIN-SELBSTSTÄNDIGKEIT
ALLE ACHTUNG

DAS KAPITEL IN DREI SÄTZEN:

- Scheinselbstständigkeit kann ernsthafte finanzielle Konsequenzen für dich und die Yogastudios, in denen du unterrichtest, haben.
- Hauptsächlich geht es dabei um die Nachzahlung von Sozialabgaben (beispielsweise Rentenversicherung).
- Es gibt verschiedene Grundkriterien zur Bewertung „echter" Selbstständigkeit.

WAS IST DENN DAS JETZT SCHON WIEDER?

„Scheinselbstständigkeit" ist ein wirklich schlimmes Wort. Ein wahrhaft schreckliches Wort. Yogastudiobetreiber werden ganz unruhig, wenn dieses Wort fällt, schlafen oft nächtelang nicht mehr. Denn im Gegensatz zu Echtselbstständigen (das Wort ist frei erfunden) werden Scheinselbstständige im Rahmen eines so genannten Statusfeststellungsverfahrens (das Wort gibt's wirklich) nachträglich zum/zur Angestellten erklärt. Und die betreffende Person sowie der frisch gekürte „echte" Arbeitgeber dazu verdonnert, Sozialabgaben nachzuzahlen. Weil so ein Vorgang meistens im Rudel geschieht, kann es passieren, dass ein Yogastudio mal schnell für 15 Yogalehrende vier Jahresbeträge an Rentenbeiträgen & Co. nachzahlt. Und sich damit lieber gleich in die Insolvenz verabschiedet.

TOTAL ASOZIAL?

Freiberuflich tätige Yogalehrende zahlen, anders als Arbeitnehmer:innen, keine Sozialabgaben. Arbeitnehmer:innen haben in ihrer Gehaltsabrechnung automatisch Abzüge für Kranken-, Pflege- und Rentenversicherung. Bei Freiberuflern bezahlt das Yogastudio lediglich den Betrag, der in der Rechnung steht. Kranken-, Pflege- und Rentenversicherungen sind das Problem der Lehrenden. Klingt erstmal asozial, macht aber dann Sinn, wenn die Lehrer:innen nur einmal die Woche unterrichten. Da lohnt sich die Festanstellung fürs Studio nicht, weil nicht mal der Höchstbetrag für einen Mini-Job erreicht wird. Außerdem: Kranken- und Rentenversicherungspflichtig sind Yogalehrende ohnehin (siehe Kapitel „Versicherungen", S. 140) – nur dass sie sich eben selbst um die Abrechnung kümmern müssen.

ES GIBT VERSCHIEDENE KRITERIEN ZUR BEURTEILUNG „ECHTER“ SELBSTSTÄNDIGKEIT:

1. WEISUNGSGEBUNDENHEIT

Man geht davon aus, dass nur Angestellte weisungsgebunden sind, dass du als Freiberufler:in also theoretisch tun und lassen kannst, was du willst. Für dich bedeutet das: Am Ende bestimmst du, wann, wo und wie du Yoga unterrichtest.

2. UNTERNEHMERISCHE SELBSTSTÄNDIGKEIT

Wenn es in einem Yogastudio fest angestellte UND selbstständige Lehrer:innen gibt und man sie eigentlich nicht voneinander unterscheiden kann, ist es mit der unternehmerischen Selbstständigkeit schwierig. Wenn es einheitliche Arbeitskleidung und gemeinsame Teambesprechungen gibt, erst recht. Gut hingegen ist, wenn Yogalehrer:innen eine eigene Website etc. haben und sich damit als selbstständige Unternehmer:innen positionieren.

3. FEHLENDES UNTERNEHMERISCHES RISIKO

Wenn deine Bezahlung unabhängig von Quantität und Qualität deiner Leistung erfolgt, spricht das gegen eine unternehmerische Tätigkeit. Für ein unternehmerisches Risiko deinerseits spricht zum Beispiel eine Staffelung des Honorars nach Anzahl der Teilnehmer:innen.

4. WIRTSCHAFTLICHE ABHÄNGIGKEIT

Du solltest den Großteil deiner Einkünfte nicht nur bei einem einzelnen Studio erwirtschaften, sondern mindestens bei zwei oder drei verschiedenen tätig sein.

5. ERSATZ EINES ARBEITNEHMERS

Wenn du (oder jemand anders) vor deiner Stelle als selbstständige:r Yogalehrer:in in derselben Position fest angestellt warst, hast du ganz schlechte Karten für die Bewertung deiner Tätigkeit als „echte“ Selbstständigkeit.

CHECKLISTE

Scheinselbstständigkeit

Das musst du jederzeit besten Gewissens sagen (oder denken) können, wenn du „echt“ selbstständig bist: Ich kann entscheiden,

- ❑ wo,
- ❑ wann und
- ❑ wie ich unterrichte.
- ❑ Ich unterrichte in mehreren Studios.
- ❑ Ich bin nicht von anderen Yogalehrer:innen abhängig oder für andere Yogalehrer:innen verantwortlich.
- ❑ Ich trage das volle unternehmerische Risiko – wenn ich Mist baue oder pleite bin, rettet mir niemand den Arsch.
- ❑ Meine Yogaklassen wurden vor mir nicht im selben Umfang von einer fest angestellten Person unterrichtet.

Oder kurz zusammengefasst:
Du kannst jederzeit „Leckt mich alle da, wo keine Sonne scheint“ sagen und musst dafür keine weitreichenden Konsequenzen fürchten.

DIE GBR
TEAMWORK MIT VERPFLICHTUNGEN

DAS KAPITEL IN DREI SÄTZEN:

- Sobald zwei Solo-Selbstständige zusammen eine Leistung anbieten, haben sie automatisch eine GbR gegründet.
- Es braucht dafür keinen schriftlichen Vertrag und kein Mindestkapital.
- Die Gesellschafter haften jeweils mit ihrem Privatvermögen für alle Verbindlichkeiten der Gesellschaft.

DIE ULTIMATIVE VERTRAUENSFRAGE

In diesem Kapitel geht es nicht nur um eine weitere kryptische Abkürzung aus den Untiefen der Betriebswirtschaftslehre (präzise: aus dem Bürgerlichen Gesetzbuch). Nein, hier geht es um die ultimative Vertrauensfrage: Mit wem würdest du so weit gehen, eine Firma zu gründen? Wahrscheinlich würdest du dir ganz genau überlegen, wessen Co-Unternehmer:in du sein möchtest. Da geht es um eine gemeinsame Vision, um Ziele und harte Arbeit. Und da geht es – hoffentlich –auch um mehr oder weniger Geld. Und daran ist schon so manche Freundschaft schneller zerbrochen als sich das gemeinsam verdiente Geld ausgeben ließ.

Trotzdem gründen viele Yogalehrer:innen ständig neue Unternehmen. Denn eine GbR (= Gesellschaft bürgerlichen Rechts) entsteht automatisch, sobald mindestens zwei Solo-Selbstständige gemeinsam eine Leistung anbieten. Der Gesellschaftsvertrag kann dabei schriftlich, mündlich oder durch „konkludentes Handeln" geschlossen werden. Es ist nur notwendig, in irgendeiner Form den gemeinsamen Zweck festzuhalten und schon ist man am Markt. Den Rest regeln die Paragrafen 705 ff des BGB (kann man nachlesen, muss man aber nicht).

BEISPIELE GEFÄLLIG?

- Du bietest gemeinsam mit einer anderen Yogalehrerin einen Workshop an.
- Du produzierst und veröffentlichst mit einer Freundin einen Yoga-Podcast, in dem bezahlte Werbung läuft.
- Du veranstaltest zusammen mit einem Surflehrer ein Retreat.

ABER DAS IST DOCH ALLES SUPER SCHÖN!

Ja, das stimmt. Solange alles gut läuft. Und dieses Buch soll dich auf jeden Fall ermutigen, unternehmerisch tätig zu werden. Es soll dich aber auch dazu ermutigen, dir genau anzuschauen, mit wem du das tust. Denn bei der GbR gilt Patanjalis (?) alte Weisheit „Mitgefangen, mitgehangen!" Oder auf Anwaltsdeutsch: „Für Verbindlichkeiten aus Verträgen, welche die GbR abschließt, haften das Gesellschaftsvermögen und die Gesellschafter unbeschränkt." Weil die GbR eine so genannte Personengesellschaft ist, haften alle Gesellschafter auch mit ihrem Privatvermögen. Bedeutet: Wenn etwas wirklich Dummes passiert, ist schnell das Privatkonto leer.

BEISPIELE GEFÄLLIG?

- Bei eurem gemeinsamen Workshop verletzt sich jemand am Rücken, wird arbeitsunfähig und verklagt EUCH BEIDE auf Schadensersatz.
- Auf der Website zu eurem Podcast fehlt das Impressum und übereifrige Anwälte schicken EUCH BEIDEN eine kostenpflichtige Abmahnung.
- Wegen einer Pandemie müsst ihr euer Retreat absagen, allerdings habt IHR BEIDE die Location schon vorab bezahlt und die Miete ist nicht erstattbar.

Diese Fälle sind leider nicht unrealistisch und unter Umständen recht kostspielig. Vor allem, wenn dein:e Geschäftspartner:in im Gegensatz zu dir nur noch 20 Euro auf dem Konto hat. Dann werden sich alle mit ihren Forderungen bei dir melden. Noch unangenehmer wird es, wenn ein Schaden entsteht, weil dein:e Geschäftspartner:in versehentlich oder mutwillig Mist gebaut hat. Dann musst du trotzdem erstmal bezahlen. Bäh.

KRASSER ALS EIN EHEVERTRAG

Du siehst also: Es geht bei der GbR weniger um Geld oder Gesetze. Es geht um Vertrauen. Und das Bewusstsein, dass ihr Geschäftspartner in jedem Fall füreinander einstehen müsst. Das hat aber auch etwas Gutes: Denn es kann dazu anspornen, sich ins Zeug zu legen.

Gegenüber einer „normalen" Gesellschaftsgründung hat die GbR auch Vorteile:

- Ihr braucht keinen schriftlichen Gesellschaftsvertrag.
- Es gibt kein Mindestkapital für die Gründung einer GbR.

PROFI-TIPP

Wenn ihr wenige Male pro Jahr gemeinsame Workshops oder ähnliches veranstaltet, braucht ihr in der Praxis keine gemeinsame Gewerbeanmeldung und Einnahmen-Überschuss-Rechnung etc. Ihr könnt einfach getrennte Rechnungen schreiben.

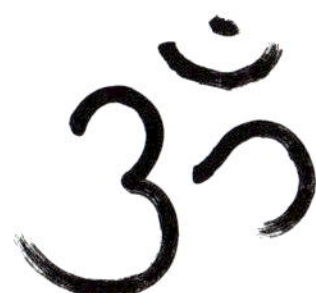

VERTRAUE
AUF DAS
UNIVERSUM.

VERTRAUE
AUF DEIN
BAUCHGEFÜHL.

Und stelle jederzeit sicher,
dass deine Geschäftspartner:innen
dich nicht in den Ruin treiben.

RECHTSSICHERES IMPRESSUM
ABMAHNERN ABSAGEN

DAS KAPITEL IN DREI SÄTZEN:

- Wenn du eine eigene Website betreibst (solltest du), braucht diese ein rechtssicheres Impressum.
- Wenn das Impressum fehlt oder unvollständig ist, kannst du kostenpflichtig abgemahnt werden.
- Am einfachsten erstellst du dein Impressum mit einem kostenlosen Online-Tool.

AUTSCH!

Was erstmal wie ein freundlicher Klaps auf die Leggings klingt, ist eine weitere Abart des deutschen Rechtsstaats: Die Abmahnung. Denn wenn du gegen gesetzliche Bestimmungen wie die so genannte Impressumspflicht verstößt, kann ein beliebiger Rechtsanwalt diesen Verstoß abmahnen. Und zwar nicht mit mahnenden Worten, sondern mit einem kostspieligen (vierstelliger Eurobetrag!) Schriftstück, das in der Regel per Einschreiben kommt. Abgemahnt werden kostet jede Menge Geld und Nerven. Deshalb sollte dein Impressum die vom Gesetzgeber im Telemediengesetz (heißt wirklich so) festgelegten Elemente enthalten:

1. Der komplette Name bzw. Firmenname und die Rechtsform sowie der komplette Name des/der Vertretungsberechtigen (das bist du)
2. Deine vollständige Anschrift (kein Postfach)
3. Eine Möglichkeit zur schnellen Kontaktaufnahme (normalerweise E-Mail und Telefonnummer)
4. Ggf. Umsatzsteuer-Identifikationsnummer
5. Ggf. Handelsregisternummer (zum Beispiel bei einer GmbH, kommt bei Yogalehrenden selten vor, eher bei Studios)

MOMENT, ES GEHT NOCH WEITER

Außerdem brauchst du für deine Website einen so genannten Datenschutzhinweis, der im Prinzip ein Standardtext ist. Den generierst du dir am besten ebenfalls mit einem Online-Tool (Link auf yobabu.ch). Viel wichtiger als dieser schriftliche

Hinweis ist es, dass du gesetzlichen Datenschutzvorgaben nachweislich einhältst (siehe auch das nachfolgende Kapitel „Die DSGVO – Datenschutz für Yogaprofis“).

UND JETZT WIRD'S RICHTIG SOZIAL

Aufgepasst, die Impressumspflicht gilt nicht nur für deine Website, auch in den sozialen Netzwerken bist du verpflichtet, auf dein Impressum zu verlinken. In allen Fällen ist es dabei wichtig, dass man diesen Link auch gleich finden kann, denn selbst hier sind Fehler wie die falsche Benennung des Links abmahnbar. Darum hat der Link zum Impressum am besten nur einen Namen: „Impressum“.

DIE DSGVO
DATENSCHUTZ FÜR YOGAPROFIS

DAS KAPITEL IN DREI SÄTZEN:

- Die Datenschutzgrundverordnung regelt den Datenschutz in Unternehmen.
- Das betrifft in erster Linie Studiobetreiber, aber auch Yogalehrende können hier Fehler machen.
- Achte auf die wesentlichen Punkte, die hier aufgelistet sind und sei vorsichtig, wenn du mit externen Tools und Websites arbeitest.

DIE GUTE NACHRICHT ZUERST

Für Yogastudios ist die Datenschutzgrundverordnung ein ernsthafter Grund, die Nerven zu verlieren (Atmen!). Für Yoga lehrende Einzelkämpfer:innen gibt es aber nur wenige Berührungspunkte damit:

1. Achte in den Studios, in denen du unterrichtest, auf die entsprechenden Vorgaben und halte dich daran. Frage im Zweifel bei der Studioleitung nach, was zu beachten ist.
2. Speichere keine Kundendaten aus dem Buchungssystem eines Studios privat bei dir. Es gibt im Normalfall auch keinen Grund dafür.
3. Wenn du privat unterrichtest (beispielsweise Einzelstunden oder Kleingruppen):

Weise deine Teilnehmer:innen (am besten schriftlich) darauf hin, dass du ihre Daten speicherst. Auf Nummer Sicher gehst du mit einer DSGVO-konformen Datenschutzerklärung (Muster dazu findest du im Netz).
Nutze Gruppen-Chats wie WhatsApp nur nach ausdrücklichem (am besten schriftlich erteiltem) Einverständnis aller Beteiligten.
Deine Website muss über das sogenannte SSL-Zertifikat verfügen (das musst du gegebenenfalls bei deinem Provider extra einrichten).
Wenn deine Website Cookies benutzt (das tun die meisten), müssen die Besucher über ein so genanntes Cookie-Banner dieser Nutzung zustimmen. Bei den gängigen Website-Baukästen ist diese Funktion standardmäßig enthalten.
Sammle nur Daten, die du benötigst und speichere sie nur so lange, wie du sie auch aktiv verwendest. Kunden- bzw. User-Daten dürfen nicht öffentlich zugänglich sein (klassischer Fail: Alle E-Mail-Adressen im Newsletter einsehbar).

Versende keine Newsletter ohne ausdrückliches Einverständnis aller Empfänger:innen. Beim Newsletter-Versand gibt es außerdem viele Pflichtangaben zu Inhalt, Regelmäßigkeit, Absender und verarbeiteten Daten.

Rechtlich besonders knifflig wird es, wenn du zum Beipsiel mit einem Livestreaming-Anbieter oder einem Newsletter-Tool arbeitest. Selbst die Nutzungsbedingungen der gängigen Buchungssysteme der Yogastudios sind teilweise fragwürdig in Sachen Datenschutz. Im Zweifelsfall musst du hier einen Rechtsanwalt um Hilfe bitten. Alles in allem ist die DSGVO ein äußerst ätzendes und kompliziertes Thema, das du aber zum Glück weitestgehend auf die Studios abwälzen kannst, in denen du unterrichtest.

DIE GEMA *LET THE MUSIC PLAY*

DAS KAPITEL IN DREI SÄTZEN:

- Die GEMA ist so etwas wie die GEZ für Musiker.
- Wer Musik von einem Künstler mit GEMA-Mitgliedschaft (sind sie fast alle) abspielt, muss dafür bezahlen.
- Es gibt GEMA-freie Musik, die ohne Lizenzvertrag auch in Yogaklassen gespielt werden kann.

WAS IST DIE GEMA?

Die Gesellschaft für musikalische Aufführungs- und mechanische Vervielfältigungsrechte (GEMA) sieht sich selbst als eine „weltweit agierende Autorengesellschaft für Werke der Musik". Konkret verwaltet sie die Nutzungsrechte von Musikstücken und sammelt dafür Geld ein. Dadurch ist sie so etwas wie die GEZ (= Gebühreneinzugszentrale) der Musiker. Und leider ähnlich unfair wie die GEZ: Erfolgreiche Künstler bekommen überproportional viel erstattet, die kleinen wenig bis gar nichts.

WER SOLL DAS BEZAHLEN?

Eigentlich eine feine Sache: Für die Nutzung von GEMA-pflichtiger Musik (mehr dazu weiter unten) muss bezahlt werden. Weil Musiker – ähnlich wie Yogalehrende – nicht allein von Luft und Liebe leben. Deshalb muss zum Beispiel ein Yogastudio einen Vertrag mit der GEMA schließen, wenn es von ihr verwaltetete Musik in seinen Räumlichkeiten abspielen will. Es gibt sogar einen eigenen Tarif für Fitnessstudios – und da fallen Yogastudios in diesem Fall drunter.

UND WAS GEHT MICH DAS ALS YOGALEHRER:IN AN?

Es kann sein, dass ein Studio keinen teuren Vertrag mit der GEMA abschließen will oder kann. Dann ist es dort auch nicht genehmigt, GEMA-pflichtige Musik abzuspielen. Normalerweise lässt das Studio dich das wissen, beispielsweise im Rahmen eines Vertrags für freie Mitarbeiter:innen. Wenn du dann trotzdem Musik eines GEMA-Künstlers in deiner Klasse spielst, ist zwar erstmal das Studio in der Pflicht, wenn die GEMA hohe Nachzahlungen fordert (die GEMA hat – ähnlich wie die GEZ – „Kontrolleure", die auch deine Klassen besuchen können). Die hohen

Nachzahlungen kann das Studio aber dann von dir verlangen. Dasselbe gilt übrigens auch für dich und deine Kleingruppen oder Privatstunden – sobald du Musik von der GEMA nutzt, musst du dafür bezahlen.

CHECKLISTE

Wie kann ich GEMA-Kosten legal umgehen?

Auf vier Wegen:

1. Du überzeugst das Studio, für das du arbeitest, einen Vertrag mit der GEMA abzuschließen.
2. Du spielst überhaupt keine Musik in deinen Klassen.
3. Du chantest mehr (Mantren sind im Normalfall GEMA-befreit).
4. Du spielst ausschließlich GEMA-freie Musik ab. Die gibt es auch kostenlos im Web („royalty free"), und sie kann unter Umständen richtig gut sein.

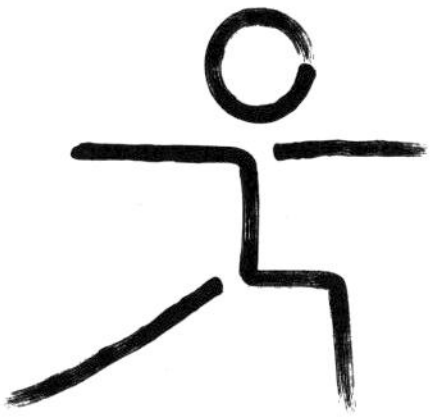

TEIL 7

VERSICHERUNG UND RENTE

VERSICHERUNGEN FÜR YOGALEHRENDE

WICHTIG VS. ÜBERFLÜSSIG

DAS KAPITEL IN DREI SÄTZEN

- Bei Versicherungen blickt eigentlich niemand so richtig durch – man ist auf das Know-how derer angewiesen, die Versicherungen am Ende auch verkaufen.
- Einige Versicherungen gehören aber ganz eindeutig zum Pflichtprogramm (zum Beispiel Kranken- und Rentenversicherung).
- Andere hingegen kann man sich getrost sparen.

DAS LEBEN IST ZU KURZ, UM ÜBER VERSICHERUNGEN ZU SPRECHEN

Versicherungen sind eigentlich etwas Lustiges: Man bezahlt Geld für eine Police, bei der man nicht ansatzweise versteht, was sie am Ende im Detail leisten soll. Und wenn die vereinbarte Leistung dann mal fällig wird (weil man beispielsweise einen Unfall hatte), wehrt sich die Versicherungsgesellschaft mit Händen und Füßen (und wahrscheinlich auch ein paar findigen Anwälten) dagegen, diese Leistung zu erbringen. Das ist ungefähr so, als würde man Tickets für einen Yoga-Workshop verkaufen, der in ein paar Jahren vielleicht stattfindet und aus der inhaltlichen Beschreibung des Workshops würde keiner recht schlau. Wenn der Termin gekommen ist, sagt das Studio den Workshop ab, oder er ist wesentlich kürzer als ursprünglich vereinbart. Okay, vielleicht sind Versicherungen doch nichts Lustiges. Aber notwendig sind sie leider trotzdem (zumindest einige von ihnen).

DIESE VERSICHERUNGEN BRAUCHST DU ALS YOGALEHRER:IN UNBEDINGT:

1. KRANKENVERSICHERUNG

Das klingt komisch, wenn du dein Leben lang als Kind/Student:in/Angestellte:r krankenversichert warst. Und wenn du nur nebenbei Yoga unterrichtest, bleibst du über deinen „Hauptjob" weiterhin in der Krankenkasse. Oder du bist (weiterhin) familienversichert, wenn dein:e Partner:in Hauptverdiener ist. Wenn du aber den Großteil deines Einkommens mit freiberuflichem Unterrichten verdienst, musst du dich unbedingt selbst um deine Krankenversicherung kümmern. Dafür gibt es mehrere Varianten:

Freiwillig gesetzlich krankenversichert
Du wirst (oder bleibst) Mitglied in einer gesetzlichen Krankenkasse (wahrscheinlich „irgendwas mit drei Buchstaben"). Die Höhe des Beitrags richtet sich nach deinen jährlichen Einnahmen (ca. 15 % deines Gewinns).

Privat krankenversichert
Als Selbstständige:r kannst du dich auch privat versichern lassen. Das klingt erstmal nach Sonderbehandlung bei der Terminvergabe und Marihuana auf Rezept. Allerdings solltest du unbedingt checken, ob die Beiträge im Alter nicht überdurchschnittlich stark steigen oder du dann niemals wieder in die günstigere gesetzliche Krankenkasse zurück wechseln kannst.

2. RENTENVERSICHERUNG

Bevor wir uns in die nächste Inkarnation verabschieden, werden wir hoffentlich uralt. Und genau dafür brauchst du als selbstständige:r Yogalehrer:in nicht nur eine Vorsorge, du bist in Deutschland sogar verpflichtet, in die staatliche Rentenversicherung einzuzahlen (Rechtsgrundlage: Sozialgesetzbuch). Die Höhe des Beitrags richtet sich nach deinem Einkommen (= Gewinn), unter 5.400 Euro jährlich bist du von der Versicherungspflicht verschont. Unter Umständen kann es auch sinnvoll sein, eine private Rentenversicherung zusätzlich abzuschließen – mehr dazu im Kapitel „Die Rente", S. 144. Als angestellte:r Yogalehrer:in kümmert sich übrigens dankenswerterweise dein Arbeitgeber um die Rentenversicherung.

3. BERUFSHAFTPFLICHTVERSICHERUNG

Wenn du nicht in einem Yogastudio angestellt bist, solltest du unbedingt eine Berufshaftpflichtversicherung abschließen. Warum? Weil du im Unterricht versehentlich jemanden verletzen könntest, der dich dann auf Schadensersatz verklagt. Und höchstwahrscheinlich Recht bekommt. In diesem Fall übernimmt dann die Versicherung den Schaden (hoffentlich, siehe oben).

4. REISEVERANSTALTER-HAFTPFLICHTVERSICHERUNG

Wenn du mal ein Retreat anbieten willst, brauchst du mindestens eine spezielle Reiseveranstalter-Haftpflichtversicherung. Recht und Gesetz sind bei Reiseveranstaltern gnadenlos: Für die Dauer der Reise ist der Anbieter für die Teilnehmer umfassend verantwortlich. Wenn du häufiger als zwei oder drei Mal pro Jahr ein Retreat planst, brauchst du außerdem eine Insolvenzversicherung.

DIESE VERSICHERUNGEN KANNST DU DIR SPAREN:

RECHTSSCHUTZVERSICHERUNG

Eine Rechtsschutzversicherung gibt dir leider nicht automatisch recht. Sie bezahlt aber unter Umständen Anwalts- und Gerichtskosten, wenn du in einen Rechtsstreit verwickelt wirst. Allerdings nur, wenn es dabei NICHT um Vertragsrecht geht. Das ist aber in geschäftlichen Belangen fast immer der Fall, deshalb kannst du dir diese Versicherung schenken.

HONORARAUSFALLVERSICHERUNG

Eigentlich eine feine Sache: Die Versicherung bezahlt, wenn ein Kunde (in deinem Fall beispielsweise ein Yogastudio) nicht bezahlen kann (Pleite). Allerdings sind die Kosten für diesen eher unwahrscheinlichen Fall normalerweise so hoch, dass sich diese Versicherung nicht lohnt.

Freundliche Erinnerung:

GEH ZUM YOGA.

Gerade wenn du wirklich viel zu tun hast,
solltest du Yogaklassen anderer Lehrer:innen besuchen.
Weil es dich gesund hält und du vielleicht auch
neue Ideen für deinen Unterricht bekommst.

DIE RENTE
AUCH DU WIRST NICHT JÜNGER

DAS KAPITEL IN DREI SÄTZEN:

- Ab 450 Euro Monatseinkommen müssen Yogalehrende in die gesetzliche Rentenversicherung einzahlen.
- Die staatliche Rente allein wird deinen Rentenbedarf höchstwahrscheinlich nicht decken.
- Deshalb solltest du rechtzeitig anfangen, fürs Alter zu sparen.

DIE GUTE ALTE GESETZLICHE RENTENVERSICHERUNG

Wie alt sind die aktiven Yogalehrer:innen, die du persönlich kennst? Sind viele von ihnen über 60? Wahrscheinlich nicht. Das lässt möglicherweise auf drei Dinge schließen:

1. Yogalehrer:innen verdienen so verdammt viel Geld, dass sie sehr früh in Rente gehen.
2. Yogalehrer:innen verdienen so wenig Geld, dass sie relativ jung an Hunger verenden.
3. Yogalehrer:innen orientieren sich in einem bestimmten Alter nochmal beruflich um, weil der Job ganz schön auf die Knochen geht.

Wenn du davon ausgehst, dass Fall 2 (Hungertod mit 30) auf dich zutrifft, kannst du gerne mal wieder weiterblättern und dieses Kapitel ignorieren. Für alle anderen diese Warnung: Alt sein macht ohne Kohle noch weniger Spaß als mit. Deshalb brauchst du einen Plan für deine Rente.

Wer Yoga nur nebenbei nach dem Feierabend in seinem „richtigen" Job unterrichtet, muss sich hier weniger Gedanken machen, als jemand der sich als Vollzeit-Yogalehrer:in durchschlägt. Für alle gilt aber die

GESETZLICHE RENTENVERSICHERUNGSPFLICHT:

Ab 450 Euro monatlichem Einkommen (also Gewinn!) zahlen selbstständige Yogalehrende (und viele andere Berufe) in die staatliche Rentenversicherung ein. Dabei ist es egal (!), ob man noch einen anderen Job hat, in dem man Rentenbeiträge abführt. In der Praxis ist das also wahrscheinlich der Fall, wenn man zwei bis drei

Mal pro Woche unterrichtet und dafür nicht angestellt ist, sondern Rechnungen schreibt.

So berechnet sich die Beitragshöhe:
Standardmäßig verlangt die Rentenversicherung von dir den so genannten Regelbeitrag in Höhe von 611,94 Euro monatlich (in den ersten drei Jahren reduziert auf 50 %). Auch mit mangelhaften Mathematikkenntnissen fällt den meisten gleich auf, dass das unter Umständen mehr ist, als man als Yogalehrer:in verdient. Und Yogaunterricht so zu einem sehr teuren Hobby wird. Deshalb können auch niedrigere bzw. höhere Beiträge geleistet werden: Der einkommensgerechte Beitrag richtet sich nach dem tatsächlichen Arbeitseinkommen im letzten Einkommensteuerbescheid. Es kann aber tatsächlich passieren, dass man ein Jahr lang den halben Regelbeitrag leistet, bevor er einkommensgerecht reduziert wird. Aber das ist nichts Schlechtes, denn

Du bekommst die Kohle wieder zurück!

Und zwar als Rentner:in. Also zumindest, wenn du weiterhin zum Yoga gehst und brav dein Gemüse isst. Denn dann hast du ja recht lange etwas von den staatlichen Rentenzahlungen. Aber auch wenn du jeden Monat pflichtbewusst einzahlst, wird das Geld mit Mitte 60 eventuell knapp. Deshalb lohnt es sich, zusätzlich vorzusorgen, wenn du die Möglichkeit dazu hast. Wie du das machst, klärst du besser mit jemandem, der deine individuelle Situation einschätzen kann. Die meisten Menschen setzen hier auf die Klassiker:

PRIVATE RENTENVERSICHERUNG

Riester, Rürup & Co. – es würde den Rahmen dieses Buchs sprengen, hier auf alle Möglichkeiten einzugehen. Wichtig ist: Vor dem Abschluss eines Vertrags jemanden im privaten Umfeld fragen, der sich damit auskennt und NICHT bei einer Versicherung arbeitet.

IMMOBILIENKAUF

Die Generation deiner Eltern lebt im Eigenheim – und bezahlt im Alter keine Miete mehr. Das erhöht die Rente nicht, senkt aber den Bedarf daran. Also denk mal drüber nach - in 30 Jahren lässt sich einiges abbezahlen, was du sowieso an Miete zahlen würdest.

(WERTPAPIER-)SPARPLAN

Vor allem der Zinseszinseffekt (ein Wort, das sich mal wieder liest wie ein geistiges Verhütungsmittel) arbeitet hier für dich: Wer früh anfängt zu sparen, lässt im wahrsten Sinne des Wortes sein Geld für sich arbeiten. Vor allem dann, wenn man selbst nicht mehr arbeiten will.

AUSNAHMSWEISE MAL KEIN ZAHLENSPIEL:

Wer schon mal mit einem Versicherungsfritzen zu tun hatte, kennt sie schon: Die schlimme böse Rentenlücke! Und ja, die gibt es tatsächlich und jeder muss etwas dagegen unternehmen. Allerdings ist das Thema so individuell, dass an dieser Stelle kein einschüchterndes Zahlenbeispiel gezeigt wird. Außerdem schickt die Deutsche Rentenversicherung jedes Jahr ein Update an alle Versicherten, in dem man nachlesen kann, wie arm man im Alter sein wird. Für dich als Yogalehrer:in gilt im Ruhestand, wie für alle anderen auch:

Gesetzliche Rente
+ evtl. Einnahmen aus vermieteter Immobilie
+ sonstige Einnahmen (z.B. aus privater Rentenversicherung oder Zinsen)

= Zur Verfügung stehendes Einkommen als Rentner:in

Diese Summe gleichst du mit deinem finanziellen Bedarf als Senior ab, der wahrscheinlich etwas geringer ist als heute (weil im Moment beispielsweise deine Kinder bei dir leben). Die Differenz zwischen den beiden ist deine Rentenlücke (oder das Gegenteil davon, wenn du Glück hast bzw. reich bist). Leider ist es so, dass relativ viele Menschen unserer Generation auf die Altersarmut hinarbeiten. Das hat verschiedene Gründe, einer davon ist die Überalterung der Gesellschaft, aber auch die Entwicklung von Löhnen und Immobilienpreisen. Fakt ist: Es lohnt sich, rechtzeitig ordentlich Kohle fürs Alter beiseite zu schaffen. Und du musst selbst entscheiden, ob Yoga der richtige Weg dafür ist. (Spoiler: Es ist machbar!)

PROFI-TIPP

Wer sich gleich zu Beginn seiner Laufbahn als Yogalehrer:in um die gesetzliche Rentenversicherung kümmert, spart sich hohe Nachzahlungen!

CHECKLISTE

Versicherungen und Rente

- ❑ ggf. Krankenversicherung abgeschlossen
- ❑ Berufshaftpflichtversicherung abgeschlossen
- ❑ Bei Retreat: Reiseveranstalter-Haftpflichtversicherung beantragt
- ❑ Betragshöhe der Rentenversicherung geklärt
- ❑ Zusätzlich Geld fürs Alter angelegt

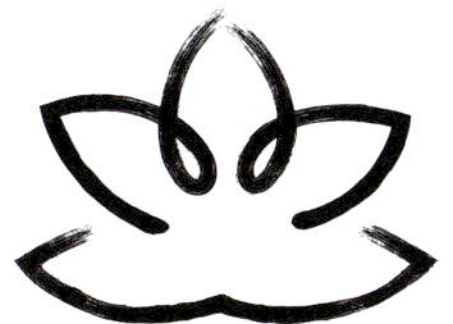

TEIL 8

FINANZEN

DER FINANZPLAN
OHNE MOOS NIX LOS

DAS KAPITEL IN DREI SÄTZEN:

- Yogalehrer:in ist leider kein besonders gut bezahlter Job.
- Damit am Ende des Monats noch Geld da ist, solltest du dir bewusst machen, welche Ausgaben du hast.
- So erfährst du auch, wieviel du jeden Monat einnehmen musst.

DER KLEINE YOGALEHRER:INNEN-FINANZPLAN

Wenn du dich als Yogalehrer:in selbstständig machst, solltest du einen Plan haben, wie du damit dein Leben finanzieren kannst. Hier ein paar schlechte Beispiel:

„Ich finde Yoga so toll, dass ich mein Geld damit verdienen will."

„Das Universum wird sich schon um mich kümmern."

„Licht und Liebe sind mehr wert als schnöder Mammon."

Du musst nicht gleich in die Tiefen der Vermögensplanung abtauchen, etwas sachlicher als oben genannte Beispiele sollte es aber sein. Mit dieser kleinen Checkliste findest du schnell heraus, ob du dir deinen Traum vom Yogalehrer:innen-Leben auch leisten kannst:

1. DEINE MONATLICHEN AUSGABEN

Optimistisch gerechnet: Alle deine monatlichen Ausgaben auf einer Liste notiert.
Realistisch: Du schaust in deinem Online-Banking, wieviel Geld du in den letzten 12 Monaten ausgegeben hast und teilst diese Summe durch 12.

Wenn du es genau aufschlüsseln willst, trägst du deine monatlichen Ausgaben hier ein – dann weißt du schon mal, wieviel du wirklich verdienen musst, um wenigstens überleben zu können:

Miete	
Lebensmittel	
Klamotten	
Yoga	
Versicherungen	
Auto/Öffentliche Verkehrsmittel	
Reisen (aufs Jahr gerechnet	
Sonstiges	
Summe	

DEINE MONATLICHEN EINNAHMEN

In der Theorie: Die Summe deiner Einkünfte aus deiner Tätigkeit als Yogalehrer:in. **In der Praxis:** Ggf. die Summe deiner Einkünfte aus deinem „richtigen Job" und deinen Yogaklassen. Bei den Einnahmen aus Yogaunterricht, solltest du ebenfalls den Jahresdurchschnitt zugrunde legen – am Jahresanfang hast du normalerweise wesentlich mehr Schüler:innen als im Hochsommer.

Gehalt „Hauptjob"	
Honorar Studio 1	
Honorar Studio 2	
Honorar Studio 3	
Privatstunden	
Ggf. Weitere Einnahmen	
Summe	

Die Summe sollte mindestens die Summe der Ausgaben (s.o.) ergeben.

Für deine Planung kannst du annehmen, dass du pro Yogaklasse netto (also nach Steuern) ca. 30 Euro verdienst. Um deinen Lebensunterhalt (zum Beispiel monatliche Ausgaben: 2.000 Euro) nur mit Yoga zu bestreiten, musst du pro Monat 67 Mal unterrichten (zzgl. Urlaubs- und Krankentage). Das sind pro Woche ca. 18 Klassen. Du entscheidest, ob du das leisten kannst und willst...

DAS GESCHÄFTSKONTO
DIE BANK GEWINNT

Lebenszeit (und Geld) sparen: *Wenn du nur wenig unterrichtest und noch ein anderes Einkommen hast, kannst du für deine Umsätze als Yogalehrer:in auch dein vorhandenes privates Girokonto nutzen. Und dieses Kapitel ignorieren.*

DAS KAPITEL IN DREI SÄTZEN:

- Ein Geschäftskonto hilft dir dabei, den Überblick über deine Finanzen zu behalten.
- Wenn du dein Geld ausschließlich selbstständig mit Yoga verdienst, brauchst du auf jeden Fall ein Geschäftskonto.
- Dieses Konto sollte über einige Basics verfügen, die du in diesem Kapitel erfährst.

AUF DIE LANGE BANK

Wenn du mit Yoga Geld verdienst, muss dieses Geld irgendwohin. Und weil du von Yogastudios eher selten in bar bezahlt wirst, eignet sich ein Bankkonto ganz gut dafür. Das hast du in der Regel auch schon und im Prinzip kannst du es auch für dein Yoga-Einkommen nutzen - wenn nicht zu viele Buchungen anfallen und du zusätzlich noch ein anderes Einkommen hast. Banken mögen es nämlich, wenn jeden Monat ein festes Gehalt aufs Konto eingeht und ein paar Überweisungen aus der Tätigkeit als Yogalehrer:in lassen die meisten Geldinstitute bei einem kostenlosen Privatkonto durchgehen. Wenn es mehr wird, brauchst du ein separates Geschäftskonto. Und das unterscheidet sich in einem Punkt wesentlich von deinem privaten Girokonto: Es kostet Geld.

WARUM SOLL ICH DAFÜR JETZT AUCH NOCH BLECHEN?

Ein privates Girokonto bekommt man häufig ohne Kontoführungsgebühr. Weil die Banken davon ausgehen, dass Normalkunden immer Geld auf dem Konto haben, das die Banken sich ausleihen und damit ihr kleines Geld-hin-und-her-schieben-Spiel machen können. Firmenkunden haben im Allgemeinen nicht immer ein Plus bei der Bank (ist so). Deshalb müssen sie für ihr Konto auch Gebühren hinlegen und zwar jeden Monat - und häufig auch noch für einzelne Transaktionen wie Überweisungen. Austricksen lässt sich dieses System nicht – sobald kein regelmäßiges Gehalt mehr auf dein Privatkonto eingeht, wird es bei vielen Banken automatisch gebührenpflichtig.

DAS MUSS DEIN GESCHÄFTSKONTO KÖNNEN

Du entscheidest natürlich selbst, was dir wichtig ist. Die Erfahrung zeigt aber, dass dein Konto als Yogalehrer:in über eine gewisse Grundausstattung verfügen sollte:

- Du brauchst ein übersichtliches, einfach zu bedienendes Online-Banking-Tool, das sich auch mobil bzw. unterwegs nutzen lässt.
- Du brauchst keine Filiale vor Ort, weil du wenig bis gar kein Bargeld einnehmen wirst.
- Du brauchst eine Karte, mit der du bezahlen und zur Not Bargeld abheben kannst (auch im Ausland, wenn du beispielsweise ein Retreat leitest).
- Die monatliche Kontoführungsgebühr sollte möglichst niedrig sein.
- Überweisungen und andere Buchungen sollten nicht extra kosten.
- Du solltest darauf verzichten, dein Konto überziehen zu können (Dispokredit nicht nutzen).
- Premium Standard ist es, wenn sich das Konto mit deiner Buchhaltung verbinden lässt.

WAS BRAUCHE ICH DAFÜR UND WIE LANGE DAUERT ES?

In den meisten Fällen dauert es nur wenige Werktage, um ein Firmenkonto zu eröffnen. Besonders schnell geht es, wenn du das Konto online eröffnest und dich per Video-Ident-Verfahren ausweisen kannst. Dafür brauchst du fast nichts, außer

- deinen Personalausweis oder Reisepass
- deine Steuernummer oder Umsatzsteuer-IDNr.

DEIN VERDIENST ALS YOGALEHRER:IN
DIE NACKTE WAHRHEIT

DAS KAPITEL IN DREI SÄTZEN:

- Qualifikation (zum Beispiel Aus- und Weiterbildung) und individueller Erfolg spielen bei der Bezahlung von Yogalehrer:innen meistens keine Rolle.
- Die Spanne der Entlohnung ist relativ groß: Yogalehrer:innen bekommen für eine Klasse zwischen 12 und 90 Euro überwiesen.
- Wer sich zu billig verkauft, legt am Ende drauf und hat dadurch ein anstrengendes, teures Hobby, aber bestimmt kein lohnendes Arbeitsverhältnis.

ÜBER GELD SPRICHT MAN NICHT

Viele Yogalehrer:innen, die nur in einem Studio unterrichten, haben unter Umständen keinen Schimmer, was man anderswo für seine Arbeit überwiesen bekommt. Da unterscheidet sich der Yogalehrer:innen-Job nicht von anderen Berufen: Über Geld wird nicht gesprochen. Basta. Weil das Thema aber ganz spannend ist, habe ich auf www.yogadu.de 2020 eine anonyme Umfrage dazu gemacht und natürlich auch seine eigenen Erfahrungen als Lehrer und Studiobetreiber mit einfließen lassen. Das Ergebnis ist recht ernüchternd, vor allem, wenn du planst, komplett von deinem Yoga-Job zu leben.

UND SO VIEL VERDIENEN YOGALEHRER:INNEN IN DEUTSCHLAND:

1. KLARER TREND BEIM STUNDENLOHN

Für 60 Minuten Yogaunterricht (de facto weit mehr als eine Stunde Arbeit, wenn man Vorbereitung, Check-In etc. mit einrechnet) liegt der Stundenlohn bei den meisten Yogalehrer:innen bei 30 bis 35 Euro netto (ggf. zzgl. MwSt.) Keine Überraschung:

Basierend auf dem Honorar für 60 Minuten gibt es in den meisten Fällen für 75 Minuten Yogaunterricht zwischen 35 und 45 Euro netto und für 90 Minuten zwischen 45 und 50 Euro.

Existenzminimum vs. Spitzenverdiener

Besonders interessant sind die großen Unterschiede in der Bezahlung: Für 60 Minuten-Klassen werden in wenigen Fällen nur 12 Euro überwiesen. Am oberen Ende der Skala gibt es hier Lehrer:innen, die bis zu 75 Euro abrechnen können. Bei 75 Minuten sieht es mit einer Entlohnung zwischen 15 und 51 Euro ähnlich aus, bei 90 Minuten gibt es eine Spanne von 18 bis 90 Euro.

Der Abschluss ist zweitrangig

Bei fast 60% der Befragten erfolgt die Bezahlung unabhängig von der Qualifikation oder Erfahrung (vielleicht ganz interessant für diejenigen, die über ihr fünftes Teacher Training nachdenken).

2. BEZAHLMODELL OHNE ERFOLGSBETEILIGUNG

Mehr als der Hälfte der befragten Yogalehrer:innen gab an, dass ihr Honorar nicht im Zusammenhang mit der Anzahl der Teilnehmer:innen steht. In Yogastudios ist eine erfolgsabhängige Bezahlung dabei häufiger üblich als in Fitnessstudios.

STEUERN UND SOZIALABGABEN

Wichtig zu wissen: Freiberufliche (also eigentlich alle) Yogalehrer:innen sind sowohl für ihre Einkommensteuer als auch für die Sozialabgaben verantwortlich. Die Kosten dafür sind in den Honoraren also enthalten. Und: Die gesetzliche Rentenversicherung ist laut Gesetz Pflicht für Yogalehrende, nicht wenige haben hier aus Unwissenheit empfindliche Nachzahlungen zu leisten.

BUSINESS AS USUAL

Eigentlich ist es keine große Überraschung: Weil Yoga ein Geschäft wie jedes andere ist, gibt es auch hier zum Teil deutliche Unterschiede in der Bezahlung. Das hat allerdings weniger mit Qualifikation, Leistung oder Verhandlungsgeschick zu tun. Manche Studios können zum Beispiel aufgrund ihrer Größe nicht mehr bezahlen, andere wollen es vielleicht einfach nicht. Dann ist es auch so, dass die Studiobetreiber ihr Geld für unterschiedliche Dinge ausgeben: Die einen zimmern ihre Möbel selbst zusammen und setzen sich abends an die Buchhaltung, die anderen beauftragen einen Schreiner und schicken ihre Belege an Steuerberater:innen. Tendenziell ist es in dem Zusammenhang fragwürdig, dass die großen, bekannten Studios teilweise viel weniger bezahlen als die Underdogs und Newcomer.

Wenn du selbst Yoga unterrichtest bzw. daran denkst, es zu tun, helfen dir diese Zahlen sicherlich weiter. Du solltest dich auf jeden Fall nicht unter Wert verkaufen und dir überlegen, ob die Bezahlung dir langfristig für deinen Aufwand genügt. Denn spontane Gehaltserhöhungen sind bei Yogalehrer:innen im Normalfall nicht drin. Und wenn dir ein Studio deiner Meinung nach zu wenig Kohle bietet, lehne dankend ab. Zwar findet sich immer jemand, der den Job auch günstiger macht, aber Dumpingpreise sollte niemand akzeptieren. Damit werden nur diejenigen, die Yoga im Nebenjob unterrichten, gegen diejenigen ausgespielt, die davon leben (müssen). Und mit 12 Euro Stundenlohn (siehe oben) geht die Rechnung für die Fulltime-Lehrer:innen leider vorne und hinten nicht auf.

KARMA-CONTENT

5 Wege, als Yogalehrer:in nicht ausgenutzt zu werden

- Glaube an Muster, nicht an Entschuldigungen.
- Verliebe dich nicht in Potenziale.
- Beachte die kleinen Warnsignale.
- Kenne deinen Wert.
- Senke nicht deine Standards.

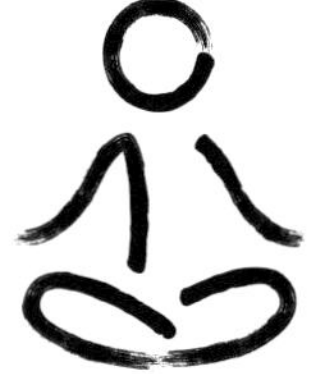

ÜBER DEN AUTOR

Thomas Meinhof ist den meisten als der „Yogadude" bekannt. Unter diesem Pseudonym schreibt er seit 2016 erfolgreich seinen Yogablog aus Männersicht (www.yogadu.de) und betreibt seit 2020 seinen „Nicht noch ein Yoga"-Podcast. Immer mit genügend Ernst für die Sache und genügend Humor für das Leben.

Mittlerweile ist Thomas Meinhof außerdem ausgebildeter Yogalehrer und hat in München sein eigenes Yogastudio SHIVA SHIVA YOGA. Durch seine hervorragende Vernetzung in der Szene kennt der studierte Betriebswirt das Yoga-Business wie wahrscheinlich kein Zweiter. Und als erfolgreicher Yogipreneur weiß er genau, wie ätzend es sein kann, sich mit Rechnungen, Versicherungen und Steuervoranmeldungen herumzuschlagen. Wer also sonst sollte einen humorvollen Ratgeber für so ein langweiliges Thema sinnvoll zu Papier bringen können?

Weiterführende Links

www.yogabu.ch
Weiterführende Informationen zum Buch und viele hilfreiche Links und Downloads für Yogalehrer:innen.

www.yogadu.de
Blog des Autors mit amüsanten und interessanten Beiträgen zum Thema Yoga aus Männersicht.

VIELEN DANK

Man sagt, das Schreiben sei eine einsame Angelegenheit. Das ist in meinem Fall nicht richtig, denn so ein Buch schreibt man nicht gerade alleine.

Ich will und muss mich aufs herzlichste bedanken bei:

- Liza Meinhof – meiner härtesten Kritikerin, Lektorin, Fotografin und ganz nebenbei auch noch Liebe meines Lebens und Mutter unserer Kinder
- unseren Kinder – ohne euch würde nichts Sinn machen
- dem Rest der Familie – weil ihr mich ertragt und dabei gute Laune behaltet
- meinen wunderbaren Freundinnen und Freunden aus München, Karlsruhe, Berlin und Valencia
- Robert Ehrenbrand – für den freundschaftlichen Austausch und die wunderbaren Folgen von „Nicht noch ein Yoga"-Podcast
- der SHIVA SHIVA YOGA Crew für ihren unermüdlichen Einsatz
- Patrick Broome, Gabriela Bozic und Rebecca Randak für ihre netten Worte zum Buch und so vieles mehr,
- Patrick Heitz für die Hilfe in Sachen Krankenkasse (und Fahrradreparaturen)
- und generell dem Leben für die harte Schule

Außerdem bedanke ich mich bei allen anderen, die es mir ermöglichen, meinen Yogatraum zu leben und ein verdammtes Buch zu veröffentlichen.

Om Fucking Shanti!

Originalausgabe
1. Auflage 2021

Hirtenweg 8 b
82031 Grünwald
ISBN: 978-3-7679-1275-5
Printed in the EU
www.copress.de

Gesamtgestaltung und Satz: Tina Agard Grafik & Buchdesign, www.tina-agard.de

Hinweis: Das vorliegende Buch ist sorgfältig erarbeitet worden. Dennoch erfolgen alle Angaben ohne Gewähr. Weder Autoren noch Verlag können für eventuelle Nachteile oder Schäden, die aus den im Buch gegebenen Hinweisen resultieren, eine Haftung übernehmen.